曲黎敏精讲《黄帝内经》

内經 三

阴阳应象大论

曲黎敏 著

天津出版传媒集团
天津科学技术出版社

图书在版编目（CIP）数据

曲黎敏精讲《黄帝内经》. 三 / 曲黎敏著. — 天津：天津科学技术出版社，2020.7（2023.3重印）
ISBN 978-7-5576-7778-7

Ⅰ.①曲… Ⅱ.①曲… Ⅲ.①《内经》—研究 Ⅳ.①R221

中国版本图书馆CIP数据核字(2020)第067271号

曲黎敏精讲《黄帝内经》三
QULIMIN JINGJIANG HUANGDINEIJING SAN

责任编辑：孟祥刚
责任印制：兰　毅

出　　版：	天津出版传媒集团 天津科学技术出版社
地　　址：	天津市西康路35号
邮　　编：	300051
电　　话：	（022）23332490
网　　址：	www.tjkjcbs.com.cn
发　　行：	新华书店经销
印　　刷：	三河市金元印装有限公司

开本 700×1000　1/16　印张20　字数196 000
2023年3月第1版第2次印刷
定价：69.80元

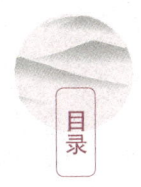

阴阳应象大论

题解 ———— 002

《阴阳应象大论》的核心要点，是中医里面最重要的概念——阴阳，光阴阳还不行，还得应天地万物之"象"。

一 何谓阴阳 ———— 013

天地之道有升有降，地气不升，天上就没有云雨下来，天地之间的循环，才叫阴阳。

二 应象 ———— 026

《黄帝内经》其实在培养一个诗人。什么意思？你要学会观察世间万物，比如看到水，就要想它有什么特性，为什么是阴的。

三 壮火之气衰，少火之气壮 ———— 076

养生就是"养少火"，减弱壮火，这才是养生真正的秘籍。一切慢慢来，让生命慢慢燃烧。

四　喜怒悲忧恐　—— 102

性情都是从脏腑发出来的。这颠覆了我们以往的认知，即认为性情皆源于环境和教育。

五　重阴必阳，重阳必阴　—— 119

所谓传统文化素养，就是我们要有一颗恢宏而安静的心，又能喜乐地做个低调而温润的人。

六　五方应象　—— 131

真正治病的不是药，是元气或人五脏气机的调适。

七　再论阴阳　—— 223

取象比类，是圣人让我们理解万事万物的重要方法。

八　七损八益　—— 241

对待身体，用心太过则被条条框框拘泥约束，失却了生命活泼潇洒之本意。

九　左右上下　—— 260

真正有营养的东西都归五脏，浊阴全进六腑，所以六腑一定要通，这就是养生的原则。养六腑之通利，养五脏之凝聚。

● 十　治病次第　_____ 285

　　好环境、坏环境，也是能量，会给生命不同的方向。而如何利用好能量，拆卸坏能量，靠的是我们的人生智慧。

● 十一　四诊　_____ 293

　　望诊基本分为望形和望神两种。望形，依准的是经脉的阴阳、五行；望神，依准的是气。

● 十二　诊治　_____ 301

　　人之病因有三：一、情志；二、饮食；三、寒温。

生命,就是每天都要把粗糙的变成精华。

好东西要气化成精华,供给五脏;

不好的东西,比如浊气浊物,也要精致地排出。

大肠虽然居于人体下位,但也不能自暴自弃,

也要发挥阳明燥金的功能,给生命一个完美的表现。

阴阳应象大论

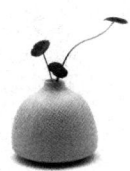

题解

咱们今天讲《阴阳应象大论》,首先解释一下题目,这一篇叫"大论"。《素问》中能称得上"大论"的没几篇,就九篇,前面我们讲了一篇《四气调神大论》,第五篇《阴阳应象大论》应该是《黄帝内经》整个《素问》里面最核心的一篇,后面还有讲五运六气的七篇"大论"。

《阴阳应象大论》的核心要点,是中医里面最重要的概念——阴阳,光阴阳还不行,还得"应象",应什么"象"?应天地万物之"象"。"象"的本质是重视具象的直觉,它要求人的领悟性、观察力、概括力及诗性。如果不懂得"以物喻象"和"取象比类"的方法,就无法真正理解中医学。

总的来说,《黄帝内经》的天人之间的取象比类,是超逻辑、超概念的心领神会的类比。比如五行作为一个大象,它在《黄帝内经》中的成功,就不是物理学家的概括,而是哲人对世界的感觉分类,是哲人对世界上的物质及其性情的感觉分类,是"同气相求",而不是物质结构的等量齐观。而感觉的相似、感觉的类同、感觉的相通,必然有着深刻的生理学、心理学乃至物理学的意义。这种"天人合一"的直观生命的体验,是我们领会《黄帝内经》文字的真正出发点。

中国古人很早就知道天地之大，以人的一生去认知和探索是不够和危险的，这么比方吧，如果你已知的部分是一个圆圈的内部，无知的是圆圈的外部，当你扩大了已知的部分，你会发现无知的部分也扩大了。所以庄子说："吾生也有涯，而知也无涯。以有涯随无涯，殆已！"即，用有限的生命去探索无限的知识，是很危险的。那怎么办？中国的圣人找到了一个认识万事万物的好办法和捷径，《易·系辞》里说："古者包牺氏之王天下也，仰则观象于天，俯则观法于地，观鸟兽之文与地之宜，近取诸身，远取诸物，于是始作八卦，以通神明之德，以类万物之情。"这个认知天下的捷径就是：仰则观象于天，俯则观法于地……近取诸身，远取诸物。其中要点是，观象于天，观法于地，这是取象比类。取象比类的原则就是同气相求。同气相求中，又分为阴阳、五行、八卦种种，其中阴阳是至简法，五行稍复杂，比如木行——东方、青色、春天、肝、眼睛、酸味等，都在一气当中。而八卦更为多元及丰富，比如乾，为了说明"乾"这一属性，《易经》列举了一系列的事物来打比方，比如动物中的马、人伦中的父亲、天空、五行中的金、颜色中的赤色、形状中的圆形等，这些都在同一气中，这一气的总体特点就是"自强不息"。再比如离卦，取象于动物中的"雉"、人伦中的二女儿、五行中的火、天上的太阳等，这一气的总体特点就是"光明美丽"。这，就是取象比类。

那么"取象比类"的具体操作又要依准什么原则呢？依准"近取诸身，远取诸物"的原则。也就是说，一切先内求，一切先从身体上取，这也是我一直推崇《黄帝内经》的原因，不了解身体，我们就不知道古人在说什么。身体用尽了，才可以"远取诸物"。而关于身和物，我们又该从哪里认知呢？

从汉字认知，因为文字就是对身体和物品的命名与模拟，所以要想明白这些，还得看汉字。中国的象形字是"取象比类"思维的典型代表，它的象与类，就是部首，说到部首，就得说《说文解字》，作为汉以前语言文字的总结性著作，许慎全书收字9353个，首创540个部首编排法，部首的分类与五行一样，都是探索世间万物规律性的一种表达。其中，从人身上取的部首有197个，比如人部、骨部、口部等，这些是"近取诸身"，比如，凡从"人"部的字都跟人有关："伯"是人中的老大，"仲"是老二；再比如，"如何"的"何"字从人部，什么意思呢？是人佝偻着背挑着东西的样子，也就是后来"担荷"的"荷"之意，比如"荷枪实弹"就是人扛着枪的意思。再比如"页"（xié）部，像人头之形，跟头部相关：颈，脖颈跟头部有关；颅，指头颅；额指前额；领，衣领，也与头有关；题目的"题"，古代指额头；颔，指下巴一带，所以小肠病有"颔肿"；烦，是火上头，所以烦就为心病。躁呢，从足部，即腿乱动的意思，所以"躁"就是肝肾病。还有"肉"部，五脏中"肝""肺""肾""脾"皆从"肉"部，唯独"心"没有，更强调它灵性的一面，而非脏器的一面，可见古人对"心"的独特认知。

把人用尽了，就从器用上取部首，器用部首180个，其中以祭祀为部首有28个，以兵器为部首19个，以动物为部首61个，比如隹部，指短尾鸟，所以雌、雄、稚、雅（乌鸦）等都从"隹"部，都是鸟类。以植物为部首31个，比如木部、艸部。最后，自然界37个，比如云部、雨部、日部、月部、水部、山部、土部、阜部等，这些是"远取诸物"。

听《黄帝内经》课后，很多人买了本《说文解字注》，不知道该怎么用，其实，就是先从后面部首认起，找到部首了，再按笔画去找字，就简单了，比如，先找到"宀"部，也就是宝盖头，就找到了跟"家"相关的所有字。找到病字旁，也就找到了和疾病相关的所有字，比如疾，病也，像一个人中箭的样子，段玉裁《说文解字注》："矢能伤人，矢之去甚速，故从矢会意。"所以疾只是小病，是受了外伤的小病。病，疾加也。换言之，疾，是小病；而病，丙丁为火，火又应心，所以心病才是重病。

尤为有趣的是，《说文解字》自然观的核心，也是气、阴阳、五行学说。比如：

"日，实也。太阳之精不亏。"（《说文·日部》）

"月，阙也。太阴之精。"（《说文·月部》）

可见，日月是阴阳的最大表现。

阴（陰），闇也，水之南、山之北也。这个字呢，在阜部，大家记住"左阜右邑"就可以了，就是说，左耳朵为"阜部"，阜，是"高山"的意思，所有从"阜"部的字都有"山"的意思，所以《尔雅·释地》说："下湿曰隰，大野曰平，广平曰原，高平曰陆，大陆曰阜，大阜曰陵，大陵曰阿。"而所有的右耳朵都是"邑部"，都是"城市"的意思，比如邯郸，都市的"都"等。有人会问：邻居的邻呢？过去是五家为一邻，五邻为一里，我们就知道为什么有"里弄"一词了，就是二十五家为"里"。所以，"邻"，是最小的城市单位，五家在一起，可以互相监督，出了事就连坐，你看古代对人的管控厉害不厉害？！这种制度监管费用低廉，但会培养出告密者。而生活中最残酷的，不是陌生人会成为告密者，而是朋友、闺密、邻居、亲人会成为告密者，所以我们对此要有充分的警惕，不要回到那个时代，因为那个时代对人性的考验太血腥了。从某种意义上说,善是利他,恶是自保。一个宽松的社会应该积极发展"善",让人人从利他中得到愉悦,而不是让人人陷于自保而有恶行。背叛、出卖他人、诬陷他人等似乎不属于犯法,但这些是人性的"恶",是权势压迫下的自保,是人性的沦陷,它比癌还可怕,因为它玷污灵魂。

还是回来说这个"阴"字,古文的阴字里有"云",有云彩的地方就有阴影。段玉裁注释说:"夫造化侌昜之气,本不可象,故黔与阴,昜与阳,皆假云日山阜,以见其意而已。"你看段玉裁解释得多好。

很多人不明白,买本《说文解字》不就得了,为什么要买段玉裁注的呢?因为《说文解字》你可能看不懂啊,比如古代形容饥饿时会用一个词:叫"枵然思食",你去查《说文解字》,说:"枵,木皃"。你就蒙了,一种木头,跟"饿"有什么关系?但有段玉裁注释就不同了,段注说"枵,木大皃",大木头跟"饿"又有什么关系呢?段玉裁在旁边说"木大则多空穴",大的树木里头都是空的,于是你恍然大悟,"枵然思食"就是形容肚子像大树空穴一样空荡荡的,当然想吃东西啦。所以,有段注和没有段注有很大不同。

阳,山之南,水之北。(陽)高明也。阳字也在阜部,是大山又高又明亮的地方。这与阴正好相反,山的南面是能够被太阳照到的地方,所以"阳"有温暖的含义。

再说说天地人"三才"这个概念。

在中国文化里,人,永远不是一个孤独的存在,有天,人有来处;有地,人有去处。天文、地理和人文交织,人生便充满意义和温暖。上下四方曰宇,往古来今曰宙（《尸子》）。由此，时空绽放，我们可以观乎天文，以察时变；观乎人文，以化成天下。

先说天。

"天，颠也。从一大。"（《说文解字》）

《吕氏春秋·有始览》注："天，阳也，虚而能施，故微以生万物；地，阴也，实而能受，故塞以成形兆也。"这是说，天为阳，虽虚而不见，但能化施万物；地为阴，实在而能收受，使万物成形。

"天"字的造字就是由"大"和"一"组成，"大"字就是人的正面像，是指人的身体。所以"天下即人身"，天和人的身体有着密切的关系，古人甚至把人的身体按各个部位划分成"天地人"。

古人认为：人脸的两眉之上叫"天"，也代表你的童年。为什么呢？因为人小的时候，父母就是你的"天"，指父母对你的养育；两眉与鼻子之间为"中"，代表你自己要努力的人生，你要自己去完成这段生活，你既不可以靠天也不可以靠地，你当下走得好，你的人生后面才走得好。鼻子下面叫地，为"下"，代表你的老年，是你奋斗一生的结果。

中医在认识人体的时候，也遵循"天地人"的观念，人体很多穴位的名称都以"天地人"来命名。比如鼻子的下面有人中穴，是任督二脉的交会处。而嘴的两边有地仓穴，所以嘴是收纳粮食的地方。地仓穴属足阳明胃经，阳跷、手足阳明之会。主治口眼㖞斜，流涎，眼睑瞤动，齿痛，颊肿，以及面部神经麻痹、三叉神经痛等。

人的整个身体也可按"天地人"来分，以肚脐为分界线，肚脐以上为天，肚脐以下为地。即人体肚脐以上为阳，肚脐以下为阴，阴阳沟通的枢纽就在肚脐旁开两寸，此穴位名为天枢穴。《素问·六微旨大论》："天枢之上，天气主之；天枢之下，地气主之。"所以天枢穴是人体的一个大穴，地位十分重要，它是人体天地（阴阳）之气转化的枢纽。

医家对天枢穴的认知源自天象。天枢为北斗第一星，主持各星的运动，也就是天上星宿的运动全部都是由天枢星这个枢纽来把持的。以天枢来命名此穴在人体气机中的枢纽地位，表明其可以推陈出新，沟通上下。经常按摩天枢穴可以使脐气通畅，帮助人改善脏腑气机、治疗便秘等。其方法是用两个拇指顶在天枢穴位置做轮转按摩即可。经常这样做，对不少疾病都有独特的治疗作用，比如说腹痛、痢疾以及高热等。腹痛或发烧，如果是因上下气机不交引起的，我们可以用艾条灸天枢穴20分钟，病情就能很快得以改善。

再说地。

地，在土部，指"元气初分，轻清阳为天，重浊阴为地。万物所陈列也，从土也声"。（《说文解字》）

这个定义解释了三个问题：元气是天地分化之要素；天地的性质——轻清阳为天，重浊阴为地；地的作用——陈列万物、收纳万物。

大地，为什么为"阴"呢？为什么可以收纳万物，或者说厚德载物呢？这还得从这个字上去找原因。

"地"字左为"土"字边，右为"也"字。《说文解字》里指出："也，女阴也。""也"实际上是女性生殖器的样子。

古人认为天地之间有一个规律，即万物都有雌雄二性。阳以男性生殖器来代表,阴以女性生殖器来代表。男根最初的符号表现是一个正三角(△),后来在八卦中,用一根阳爻(▬)来表示;女阴最开始的符号表示是一个倒三角(▽),在八卦里,用一根阴爻(▪▪)来表示。

汉语里很多字中有"也"字,都与女阴之形相关。比如说水池的"池",池外面有一圈,里面也有一圈,就像阴唇的外形一样。古代女神写成"祂"(tā),"礻"代表神灵,加上右边的"也"字,就是伟大的女神之意。同理,雌性的野兽就写成"牠"。

中国文化讲究"体用",事物原本的性质为体。"土"是大地的一个本性,所以地的"土"字边,就是大地的本来面目。而"用",就是事物所能产生的价值,大地的价值,就在于这个"也"字,就是它能够像女阴一样滋生万物,所谓"地"的阴性,也源于此。所以,"地"的意思就是能滋生万物的土。

最后,说人。

关于人的造字,有多种说法:

第一种说法是,左一撇,右一撇,一阴一阳谓之人。

第二种说法是,两两支撑、互相搀扶,共同前行。

再有一种说法,"人"字,就像两个棍子在打架,以示人和人之间,会发生矛盾、冲突。

还有一种说法更有趣,甲骨文"人"字(𠂉)如同一个人的侧面像,意在不敢直面人生。直面人生是什么字呢?是"大"字,我们看看甲骨文的"大"字,是人的正面像。即如果敢于直面人生的话,人的格局就可能变大。

并且,"人"字还是一个偏旁,从一个"人"字可以生发出许多新字,变成各种各样的"人"。比如"仁",二人也,二人为"仁",三人呢?三人为"众"。"众"字在大篆中写作"㐺",上边是一只眼睛(⽬),下面是三个人(仦),意思是人多了的话,就需要用眼盯着了,用人管理了。再,古代左为贵,所以向左学好,为一个人跟着另一个人的"从"(),荀子云:"从道不从君,从义不从父。"即做人要以道义为先,而非屈服于权贵、屈从于长官意志。向右学坏,一个人跟着一个人为"比"(),所以有"朋比为奸"一词,就是不学好,互相勾结干坏事,就为奸。人的烦恼多源于攀比之心,总跟别人比这比那,比车子没人家的上档次,比房子没人家的豪华,比孩子没人家的学习好,无形之中必生出诸多无端的烦恼,所以,比,就是苦恼的根源之一。

所以,凡是从"人"部的字,都跟人性、人体本身密切相关。其实不管是一个人、两个人,还是多个人(众),这些汉字的背后其实都是在说做人的至简大道:一个人要做好自己,两个人要处好关系,多个人要各守其位。而认识和了解了这些汉字文化的本源,就能掌握生命的大道,遵从生命的规律,更好更幸福地生活。

最后,我们看一下《说文解字》是怎么界定"人"的吧。

人,在人部,天地之性最贵者也。段玉裁注引《礼运》曰:"人者,其天地之德、阴阳之交、鬼神之会、五行之秀气也。又曰:人者,天地之心也,五行之端也,食味别声被色而生者也。……故天地之生此为极贵。"这个定义突出了人的高贵性,人,可是天地之心啊,这个心,不能乱,人若乱了,天地就乱了。

《荀子》说:"水火有气而无生,草木有生而无知,禽兽有知而无义,人有气有生有知,亦且有义,故最为天下贵也。"人,之所以为天下最贵,就在于人有气、有生、有知、有义啊。

天地人三才观,对中医药文化影响很大,其中,天、地是构成宇宙的基本材料;人又是万物之灵,得天地之精华。所以,用天地人这"三才"代表宇宙中最主要的三个事物。

中药其实也有天地人三材之说,天材为鹿茸,地材为人参,人材为啥,大伙猜猜?还是我说吧,胎盘,又称"紫河车",据说大补。再大补也不敢吃呀,胎儿的底座,小神仙的底座,不敢、不敢。

其实,《阴阳应象大论》这一章就是中医意象思维的集中论述,故称"大论"。我经常说,如果我们没有建立起良好的中医思维,我们就永远不知道中医在说什么,在干什么。当我们对万事万物都能以"阴阳"为判断标准的时候,我们便掌握了一个重要法门。《素问》从第一篇就讲"法于阴阳,和于术数",至第五篇还是讲"阴阳",可见"阴阳",是中医思维里核心的核心。

阴阳,从哪儿看呢?老祖宗不难为我们,直接告诉我们,阴阳可以从"象"上看。好,我们先讲三个字:大象的"象",你孩子长得像你的"像",相片的"相"。这三个字大家知道怎么区别吗?大象的"象"就是大象本来的样子,就是有生命的、活的东西,所以指本来面目。而单立人的"像",只是跟本来面目很相像的东西,它只是跟本来面目有些像而已,但是它不是那个东西，因为没有生气，不是本来面目。所以，你看"阴阳应象"一词用的是大象的"象"，就是告诉我们观阴阳一定要看阴阳的本来面目，不要被表象骗了。而相片的"相"，原本是个动词，有倚树木而远望之意，比如"相对象"，就是看对方本来面目之意。

一

何谓阴阳

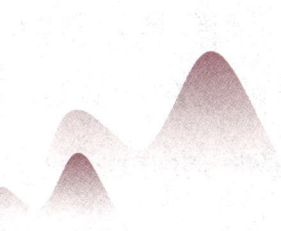

> 黄帝曰：阴阳者，天地之道也，万物之纲纪，变化之父母，生杀之本始，神明之府也，治病必求于本。

这一段，是在对阴阳下定义，阴阳是什么？阴阳，是天地之道，是万物的纲纪，是变化的父母，是生杀的本始，是神明的府邸。大家肯定没懂，只是知道阴阳太重要了。好，我们一项一项地讲。

首先，阴阳者，天地之道也。天地有道没道？天地的道怎么走？我原先曾经讲过左升右降，左升右降，就是天地之道。把这个明白了，就会看九龙图了，有升龙，有降龙，就是在模拟天地之道。升者为阳，降者为阴，升到头，必降；降到底，必升。明白了这个，生活中还有什么可怕的呢？！要怕，也是怕升到头，不必怕降到底，如果已经到了最坏处，最低处，死都不怕了，还怕啥呢？！

有一件事，大家要警惕，一个人前30年把精力和财力都放到房地产里了，那么未来的后40年，他也许会把精力、财力放到所谓的健康产业里。那么是买所谓的保健品呢，还是先学习自救呢？大家要有个准确的判断，学习《黄帝内经》，让我们精神愉悦、神态安宁、血脉通畅，远比吃保健品要有益得多。

所谓大健康产业之一,就是鼓励老百姓买保健品;之二,就是以房养老。总之,折腾来折腾去,到筋疲力尽时,人才明白:只有这条命是自己的,其余都不是自己的!经常有电视台街头采访老百姓,问:您花多少钱买保健品啊?老太太说我们全家一个月买2000元钱保健品。学过《黄帝内经》的人,就能品出此举的愚痴:大米饭你都没有吃明白,还吃保健品,米饭里面的铁你若都吸收不了,保健品里的铁你能吸收吗?所以咱们怎么办?好好学习经典,好好教化孩子,好好传播正能量,学好了经典,才能不上当,才能自救。只有自学、自救才是真正的大健康,才能不被别人蒙蔽。

天地之道就是左升右降,阳气升于左,阴气降于右,阳升阴降,则能生能长,阳降阴升,则能杀能藏,这是在讲阳和阴之间的运动。中国文化的双龙戏珠图就是在讲左升右降,左边升的这条龙要低着头,这叫升中有降;右边这条降龙要抬着头,这叫降中有升。中间的火珠就是生命之珠,生命之珠是由什么来保障的,就是阴阳,由阴阳的相互运动来保障生命的根本。

"阴阳者,天地之道也",因为这一篇就是讲阴阳的,不要讲阴阳的时候,又被这个概念拘束住了。我曾经举了一个例子,就是如何判断你到底是阴

> 如果没有病，阴阳则不外显。

还是阳。大家一定要记住，如果你没有病，阴阳则不外显，此时此刻，你就是一团太和之气，没有阴阳。作为人，我们要修的就是雌雄同体，也就是阴阳具足的能力。什么情况下才分阴阳？有病了，病态了，才分阴阳。你是一团太和之气的时候，你连谈恋爱的心情都没有，因为这个时候你觉得你不缺什么，你是自足的，自己就能够满足自己，自己的阴就能够满足自己的阴，自己的阳就能够满足自己的阳，不需要另外一个人来填充你。从这个意义上说，渴求爱情也是生命中一种阴阳缺失。

关于任何概念，我们都要牢记《道德经》里面那句"名可名，非常名"，我们可以给事物起各种各样的名字，但名字永远代替不了事物本身，都是"强为之名"，就是勉强起那么个名字来指称这个事物。比如你叫王丹，叫王丹这个名字的人，在中国成千上万，所以王丹不是你，人终其一生，要找的是真正的自己。只要能叫出来的名，都不是真正的你，你的名字只是个代号，你今天可以叫王丹，明天可以叫王红，后天可以叫赵丹，就是一个代号。改了名字，人变了吗？没变，还是你。所以大家记住，阴阳这两个字也是勉强说的一个名称，真正的阴和阳需要我们无穷尽地去探究。

有些人在学习《黄帝内经》时，又去买了中医教材看，好不容易上了经典至简的道，怎么又回去了呢？比如阴阳的定义吧，在一些中医教材里面它的定义是"凡属于运动的、外向的、上升的、温热的、明亮的、功能的……属于阳的范畴；静止的、内在的、下降的、寒凉的、晦暗的、物质的……属于阴的范畴。"好好琢磨一下，就应该明白这种说法有问题，比如，夏天我们皮肤凉凉的，难道不是阳气在发挥固摄作用吗？！所以，阴阳一往死里看，就说不通了。《阴阳应象大论》这篇关于阴阳的一系列定义多好，"阴阳者，天地之道也"，天地之道有升有降，地气不升，上应白露不下，意思就是地气不升，天上就没有云雨下来，天地之间的这个循环，才叫阴阳啊。

阴阳者，"万物之纲纪"。首先，大家要知道什么叫"纲"，什么叫"纪"。纲和纪这两个字都是绞丝旁，所以它一定代表绳子，什么叫纲纪？纲，就是绳子。纪，就是绳子上打的结。两者的关系，就是点与线的关系，纲是线，纪是点。在没有文字的远古，人类就是靠点与线来纪事的，他们靠说唱来记录历史。原始部落一定有一个人记忆力超强，他把这个部族的历史靠绳子打结来记忆，大事结个大疙瘩，小事结个小疙瘩。这也是关于文字由来的说法之一：结绳说。

阴阳，也是万物的纲纪，没有阴阳这个准则，万物就是模糊不清、混乱的。

阴阳者，"变化之父母"。直白地翻译就是：阴阳是万事万物变化的父母，

> 天地万物离不开阴阳，阴阳是天地万物的源头。

即，阴阳是万事万物变化的根源。父母是什么？父和母是用来生东西的，生什么？生变化的。阴是母，阳是父，阴阳和合，犹如父母和合，而生变化、生新生命，新生命再生新生命，就是阴阳的生生不息。这一段不断地给阴阳下定义，不断地说只要是天底下的事都跟阴阳有关，说了半天就这一句话，就是天地万物离不开阴阳，阴阳是天地万物的源头。

阴阳是"生杀之本始"，即活着和死亡的根本也是阴阳。我们的生命，只要活着，一定是阴阳和合；我们有病，一定是阴阳不调；我们死了，一定是阴阳离绝。中国人描述死亡用了两个字："死"，就是肉身倒地，就是纯阴；"亡"，就是走失，就是灵魂飞升，就是纯阳。

仙呢，修纯阳，把阴全部消掉，纯阳之体可以飞升。有没有人练成，我们不知道，传说中是有的，比如吕洞宾，又叫吕纯阳。鬼为纯阴，鬼既然是纯阴，最怕火和光亮，你若身体虚，就怕鬼，开灯睡，鬼就不来；身体强壮的，就可以在纯黑里安眠。其实，只要有光亮，人就睡不死，因为人脑中的松果体是感光的，只要有光亮，松果体就无法分泌褪黑激素，而褪黑激素直接关系到睡眠质量和性能量。所以，睡眠一定要在纯黑的环境下，才是最有效的，这也是晚上睡觉对人体才好的原因，白天睡觉并不能像夜晚那样大补身体。"黑甜觉"可以保存和长养我们的"阴"，"阴"即能量，而"阳"是动能，是对"阴"的使用。我们总说"觉悟"一词，其实，觉，是一觉醒来；悟，是心灵感知。所以"觉悟"一词，就是在谈人的睡眠与心智转换的相关性。

有人会说：练功的人睡眠很少啊。是的，他们是练功的人，他们是掌握了人体能量秘密的人，他们的打坐修炼比我们常人的睡眠更能保存和提升人体能量。

总之，人类的生命无非是能量的流动——积攒、闭锁、由势差而冲击或释放，在中医经脉中的表现是井荥输经合——比如，井穴是能量的发源地，一般在肢体末梢。合穴，则是气血能量聚集地，一般在大关节处。当我们关闭了一些出口时，另一些出口的能量就会加强。而禁欲、打坐和双盘等，就是在锁闭下焦的通途，从而增强我们向上的心智觉悟的能量。

咱们再讲关于阴阳的第五个内涵。

阴阳者，"神明之府也"。府是什么？府，有"空"的意思，有"仓库"的意思。阴阳是神明的府邸，也就是说，人之精神意志也依托阴阳而存在，并显现。我们原先曾经简短地提到过五藏神，心神为神，肝神为魂，肺神为魄，脾神为意，肾神为志。神、魂、魄、意、志这些神明，哪个是阴，哪个是阳？其中，心神为阳，肝魂为阳，肺魄为阴，脾意为阴，肾志为阴。

比如说"魂"和"魄"，是对应关系，人死，就是魂飞天，魄入地，就是魂飞魄散。所以人死的标志是：上面吐口气，下面放个屁。上面吐这口气，就是肝魂飞散，手也就松了，就是撒手而去。大家记住，人死时，最后灭绝的一条经脉，一定是肝经，所以《灵枢·经脉篇》对经脉巡行的说法，也是从肺经开始，然后大肠经、胃经、脾经、心经、小肠经……至厥阴肝经而终止。人出生，由一声啼哭启动肺经，然后开始后天的十二经脉循行。每天生生死死，从肺经到肝经，如环无端。至死时，亦由肝经戛然而止。这是多么奇妙的事情啊。

> 肝经的病变表现在人体手的握力。

肝"在变动为握"，是说肝经的病变表现在人体手的握力，出生时，手攥紧，说明肝经足；死时，撒手而去，说明肝气已绝，肝魂已飞。而下面放个屁，说明肺魄已去。从原理上说，应该是屁在先，肺金不再克制肝木，肝魂随之而飘。现在我们看到的死人少，因为大多数人都死在医院里了，所以此事也不好多说。问医生吧，医生说谁也没注意这事。

关于这件事，我想起了小时候邻居李奶奶给我讲的故事。这位邻居老奶奶特别可爱，是引领我关注人间百态的启蒙者，我在《生命沉思录》里曾经写过她。我是被幼儿园开除后跟邻居奶奶亲密的，我有一件事至今没想明白，就是幼儿园为什么会把我开除，也许我太淘气吧。反正没办法，我只好挂个小钥匙，每天自己混，中午邻居奶奶一吃饭，我就站在她家门口，眼巴巴地看着她和她桌上的饭菜。

她自然不忍心让我挨饿,就招呼我同吃,我就站小板凳上,吃她家的大葱蘸酱。阳光像金子一样洒在桌子上,照着大酱、大葱和白米饭,也照着我黑黑的幸福的小脸。奶奶呢,爱讲鬼故事,我呢,胆子大,也爱听。有一次,她讲的是如何救上吊的人,她说:"救上吊的人啊,先要把她的两条腿盘起来,盘起来以后,怼在她的屁股上,另一只手要从上面捂住她的嘴巴和鼻子,再把人慢慢放下来,如果你直接剪绳子放下来,这个人就完蛋了。"她也不讲为什么,我就那么听着,就记在心里了。

现在学了《黄帝内经》,就懂了,把腿盘起来,怼在肛门处,这是别让那人的"魄"走;捂住口鼻,就是别让那人的"魂"飞。如果只怼底下,不捂住上面,这种人一般救下来也是傻子,所谓傻子是什么?就是脑子坏了。西医的解释是上面被勒着,缺氧,所以脑子坏了。而用中医的说法,就是:肝魂,代表理性;肺魄,代表本能。如果没捂住口鼻,魂就飞了,人就傻,但若底下堵住了,魄就没走。人傻不傻,在神和魂,魂飞了,理性就没了,魄若还在,本能就还在。你看很多傻子脑子不清楚,但春天一来,他的本能很明白,他肯定跟他妈说:"妈我要姑娘,要姑娘。"这就是他本能没傻。

其实,人老了,老年痴呆症也会这样。魂弱了,理性不足了,可本能依旧高度活跃,就是"魂"缺失了,"魄"还强大着呢。据说李敖脑癌之后,一见姑娘进来他就要拉姑娘的手,他得摸着细滑的东西。这就是本能的喜悦，本能虽低级，但低级里的高级，就是香软细滑，高级的是听觉、视觉，低级的是味觉、触觉，味觉和触觉里最让人欢喜的就是香软细滑。所以，人如果要享受，也应该知道享受什么，听空灵的音乐，凝视美人、美景，触摸细滑的东西，用香软的东西让味蕾绽放……这些都是我们神明的需要，都会让神魂魄意志颠倒、美妙。而普通的、没有觉知的生命呢，只要求吃饱喝足。说白了，人与人的差异在于神明的差异，人和人的脏器并无差别，你有心、我也有心，这是众生平等。但我的心神可能跟你的心神全然不同，所以修行的目的，不是在平等处修，而是在不平等处修，在神明上修，在高级处修。

如果我们不学习《黄帝内经》，我们怎能知道生命如此奇妙！所以这真是人生重要的一门课啊。宗教讲灵魂，哲学也偶尔讲灵魂，但总是有点虚无缥缈，让人落不了地。而《黄帝内经》呢，从阴阳讲神明与魂魄，讲魂魄与五脏的关系，这是一个多么独特、多么落地的角度！以后我们还会在这个问题上深入，此时暂且放下。

▶ 病情变化出不了阴阳。

我们看这段里最后一句——"治病必求于本"。本是什么？本，就是阴阳。看病、治病，一定先在阴阳上求，先判别是阴病还是阳病，有了这个根本，判断者的心就乱不了。病情变化出不了阴阳，神明乱了也出不了阴阳，掌握了这个根本，任凭六十四卦千变万化，"其要一也"，一，就是阴阳。《灵枢》说"知其要者，一言而终，不知其要，流散无穷"，我们之所以思维散乱，就是没抓住这个要点，这个根本。

但这里有个难点，就是病人和医生的交流会出点问题。西医会无穷尽地给"疾病"取名字，会直接说出个病名给病人，病人虽懵懂，但害怕，也不敢追问。问中医呢，就说：大夫你就告诉我，我哪儿病了？中医又不是建立在解剖基础上，中医的五脏也不是解剖的五脏，说你肝气瘀滞吧，你就说我马上去医院化验肝，这，哪儿跟哪儿啊，难为死人了，西医也不讲肝气、肝经啊！总不能看个病人，还得把《黄帝内经》讲一遍吧？！所以，大家现在要好好学，将来跟医生交流都好交流。

其实病人有点傻，没事就到医生那儿说，大夫我感冒了。大夫得知道你是哪种感冒啊，西医有流程，于是一堆化验单子就出来了，靠机器来证明你到底哪儿有病。没工夫摸你、看你，化完验，就等于给你分层了，分好层后，就是常规开药。这么多年接触病人，我发现病人最需要的是人文关怀。中医，最起码还把你的手拿过来摸摸，还号一下你的脉，还让你伸下舌头，还让你说会儿话。这，就是中医的温暖。

我年轻的时候跟过一个老师，那个诊所规定老中医一上午必须看完50个病人，别说大夫了，我坐在旁边都累得低血糖，老板娘心疼我，给我送糖来，并叮嘱我，每个病人别超过5分钟诊治时间。不到1个月我就跑了，我心想这叫看什么病，来一个病人开一大堆药。哪一个病没有一段痛苦的叙事史啊，从病人的讲述中，也许才能找到真正的病因，于是我把抄的一大堆方子全部送给了学生，谁爱要谁拿走，我要学真正的中医。

▶ 真正的中医。

真正的中医什么样呢？望闻问切四项，一项一项慢慢来，我带学生特别费时间，先让学生望诊，帮他们一点一点地分析，然后分析病人口述的病情里哪些是因，哪些是果，然后再三部九候脉细细把来，了解每一部脉意味着哪里的问题，最后告诉学生为什么开这个方子，如此这般看下来，不仅学生收获满满，自己也收获良多。要学中医，还真得这么学，先读书读几年，再这么跟诊三到五年，不愁将来不坐镇一方，救人无数。可现如今，谁肯吃这个苦呢？呜呼！

我特别希望你们自己学好了，不要指望别人，谁也不要靠，靠自己。比如经常有人描述每天早上得吐一口痰，好啊，说明你还有劲吐，你要明白任何疾病都属于自保功能的启动，你有那口痰，而且还能把那个痰吐出来，那你就好好吐，你非得求药治那口痰，那我给你开的药，就是让你狂吐。你不吃药，可能需要花 3 年才能把你肺里面乱七八糟的东西吐出去，我现在让你吃药，花 1 个月时间把这个吐干净，这才叫治病，不是说你这有一口痰，我要把它压下去，然后让这个痰继续积，最后变成肺癌。

上面讲的这一段，学中医的人都应该会背："阴阳者，天地之道也，万物之纲纪，变化之父母，生杀之本始，神明之府也，治病必求于本。"本，就是阴阳，就是一切都要从阴阳上论，所以必须要把阴阳说清楚。

二

应象

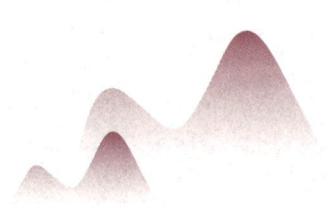

> 故积阳为天，积阴为地。阴静阳躁，阳生阴长，阳杀阴藏。阳化气，阴成形。寒极生热，热极生寒。寒气生浊，热气生清。清气在下，则生飧泄；浊气在上，则生䐜胀。此阴阳反作，病之逆从也。
>
> 故清阳为天，浊阴为地；地气上为云，天气下为雨；雨出地气，云出天气。故清阳出上窍，浊阴出下窍；清阳发腠理，浊阴走五藏；清阳实四支，浊阴归六府。
>
> 水为阴，火为阳。阳为气，阴为味。味归形，形归气，气归精，精归化；精食气，形食味，化生精，气生形。味伤形，气伤精；精化为气，气伤于味。
>
> 阴味出下窍，阳气出上窍。味厚者为阴，薄为阴之阳；气厚者为阳，薄为阳之阴。味厚则泄，薄则通；气薄则发泄，厚则发热。

这段就是开始应象。首先告诉你，什么叫天？积阳为天，阳气的积累就是天，天上的东西都是阳，雷是阳，云也是阳，天地阴阳一旦相激，就是雨，就得到地下来。为什么不能冬天打雷？冬天属于藏。冬藏不是藏别的，是把阳气藏起来，所以冬天打雷就属于动了这个阳，于是民俗说：冬日打雷,十栏九空什么意思?冬天只要打雷,第二年的动物就会因瘟疫大批死掉,十个栏会死掉九个栏的牲畜。

故积阳为天,积阴为地。

我们要想理解阳,就去理解"天",我们要想理解阴,就去理解"地"。《易经》说"乾卦"就是天,所以我们关于"阳"的文化解读,就是乾卦的"自强不息",什么叫自强不息?就是运化、运化,再运化,这种运化,无须外在的推动,也从来不曾停止过,就是"见群龙无首吉",就是自强不息。

关于"阴"的文化解读,就是坤卦的"厚德载物",什么叫厚德载物?所谓"厚",言其足,精足者才能承载、生发万物。地球"坤德"独厚,而且能和"天",能和"乾德"发生感应。如果说乾卦的"自强不息"是运化运化再运化,那坤卦的"厚德载物"则是收藏收藏再收藏。为什么说阴阳不说阳阴?就是告诉我们,没有阴的收藏,则阳无以运化,或是空运化。

收藏,要收藏好东西;运化,也要运化好东西。所以说,"厚德载物",不是光承载世间的好与坏就成了,而是要有化丑恶为美丽、化邪恶为神奇的能力,就好比大地,给它种子,它能催发、养育;给它粪土,它能化粪土为春泥。这,就是德之厚。德不厚,自立都难;德厚,不仅能载物,还能化物。这种能包容万物、能化万物的能力,源自什么呢?还是沿用"坤卦"

六二的爻辞解释吧，源于自身的"直、方、大，不习，无不利"——平直、方正、辽阔，如果一位女性能拥有这三大特性，俨然就是大地母亲的象征。"不习，无不利"这句，一般翻译成：即使前往陌生的地方，也没有什么不利的。这种解释显然又是错的。繁体的"習"，上边是羽，下面是白，《说文解字》说："习，鸟数飞也。"指一次次地，白色的羽毛张开练习飞翔的样子。不习，就是"坤德"不必去习练这些品质，因为"直、方、大"就是"坤德"的本性。本性，不是学来的，是天性里带来的。如果天性里没有这些，靠学习所谓"女德"，总有虚伪不自然之处，也就是说靠装，一是累，二是装不到底，总有爆发恶劣本性的那一天。"不习，无不利"，就是依照本性而行，就不会有不利的时候。再说现在所谓女德都教育女性要修娇羞、修温柔，也是修错了，看《易经》时代，对"坤德"的要求："直、方、大"，多么阳光爽利！娇羞、温柔这些，不过是男权文明对女性的诉求，而直、方、大，则是女性对这个世界最珍贵的贡献和保护。其"用六"还说了三个字：利永贞，什么意思呢？就是创造并且收藏到极致，永贞，就是收藏到极致，而收藏到极致，不就是金属般的璀璨吗？这，可是阴的极致呀。女人，创造并且收藏到极致的表现，就是生个宝宝啊，孩子，才是世界的希望所在啊！

在这里，我要说一句，因为《黄帝内经》是经学的底子，没有对生命之道的领悟，没有通过肉身对天地之理的感悟，我们是很难真正理解古代经典的。等我们彻悟了《黄帝内经》后，也许再读《易经》等，就有云开雾散之感了。

所以，大家记住，不要怕《黄帝内经》啰唆，也别怕《易经》啰唆，就算啰唆，也很少有人看得懂，看懂了也大多是中士般的懵懂和恍惚，心中已经无比喜悦了，但总还缺那么一点点彻悟，但急什么呢？咱才到第五篇啊，慢慢地，我们一定会接近目标。

阴静阳躁，

这就是具体解释"阴阳"了。阴是静，阳是躁，这个足字旁的"躁"，不是火字旁的"燥"，这两个字的根本区别是什么？躁就是动，尤其是腿脚乱动，这就是肾精不足的象。这里的"阳躁"，就是自强不息。

所谓"阴静"的静，这个静字特别好，破译了这个"静"字，才可以理解什么是安静。古字"静"左边上面是生，下面是丹，生丹是什么？生丹就是木生火，指颜色变化。右边是一个"争"，"争"字，上边一只手，下面一只手，"争"字就是两个人在抢一根棍子，而这两个人势均力敌，在势均力敌不动的时候，才叫静，所以，"静"是指一种状态——颜色在某一瞬间凝聚不动的时候，为"静"，所以因静而止，就是静止。人的安静、沉静，也不是凭空而降的，没有先前丰厚痛苦的阅历，人是得不到宁静的。所以，静，不是"不动"，而是各方面势力均衡时产生的结果。静，是从"动"而来。而"躁"，是永远在动。

阳生阴长，阳杀阴藏。

在这句里，我们要理解的是：生和长，杀和藏。阳生指什么，阴长指什么？还得打比方，阳生好比是父亲，阴长好比是母亲。在远古时代，女人根本不知道怀孕这事跟父精有什么关系，所以才有大量的感生神话。所谓"感生神话"，就是女子胎动那一瞬间带给人的奇妙感受，而这时怀孕妇女看见什么，就认定什么是孩子的来源。比如黄帝的母亲胎动的时候，看见一道电光环绕北斗，而有星辰坠入腹中，就认为北斗七星轩辕车是黄帝的神明，于是黄帝的母亲就让黄帝姓了"轩辕"。伏羲的母亲胎动时，感觉有青色的彩虹缠绕，所以伏羲就是青帝。即便后来妇女知道此事跟男根相关，也会以"胎梦"来看待婴儿的来处，比如梦见太阳入怀等。至少在原始神话里面，人们一律认为孩子的神明都来源于别处，并不认为这事跟男人有关。这倒给我们思考"父母生我之前我是谁"这个禅宗命题时，提供了诗意的遐想。就怀孕事实而言，父精，隐而不显，就是"阳生"。母亲怀胎十月就叫"阴长"。也就是说，阳生，是父精的恩泽，阴长，是母血的长养。

由此看来，生，是一瞬间的事；而长，是一定要有四季，一定要怀胎十月的。人间几十分钟的欢娱，阳，已经云施雨布，故"天地之大德曰生"。阴，接受了大德，承载了云雨，剩下的就是靠时间氤氲化生。这，就是天地阴阳的周流不止。

有人会说，看来还是"阴"付出得多啊。但不能按时间长短看待付出的问题，阳，虽然隐而不显，但作用却是明显的，没有阳生，就没有阴长，所以，下一句就是"阳杀阴藏"。

"阳杀阴藏"，是说阳主杀，阴主藏。杀，是杀伐；藏，是运化。前面讲了，阳一生发，阴就长养。那么这时，阳若不生发，阴也就只好自保其命，无所作为了。阴和阳，虽然是一个事物的两面，但其中还是"阳主阴从"的，就是在整个时间链上，阳为主，阳，是启动，阴随之；阳不动，阴也伏匿深藏。中医"气为血之帅"，也是这个意思，气动，血就旺；气不动，血就凝结了。

阳化气，阴成形。寒极生热，热极生寒。寒气生浊，热气生清。清气在下，则生飧泄；浊气在上，则生䐜胀。此阴阳反作，病之逆从也。

▶ 肿瘤、癌症等，都是老病，人体的老化、阳气的虚少，才是根本。

这个特别重要，"阳化气，阴成形"，什么意思？阳，是使所有事物趋于无形的东西，阳可以把所有的东西都化开，你身体里之所以有肿瘤，之所以有这些那些，统统一句话"阳虚"。之所以化不掉是因为阳气的问题，阳气没劲了。人活到40岁，阳气已经自损一半了，阴气也自损一半了。所以，肿瘤、癌症等，都是老病，人体的老化、阳气的虚少，才是根本。

关于阳气在我们生命中的体现，《灵枢·天年》中有一段形象的说法。"黄帝曰：其气之盛衰，以至其死，可得闻乎？"——黄帝问："阳气之盛衰，以至于死时的表现，老师可以讲一下吗？"我们看一下岐伯的回答，岐伯说："人生十岁，五藏始定，血气已通，其气在下，故好走。"走，在古代是"跑"的意思。是说人10岁之前，阳气在腿脚，所以孩子喜欢跑跳，现在的小孩都四平八稳的，所以现在小孩都不是小孩，要么是神仙，要么就是大魔头，没有童心，就不会跑跑跳跳。跟爷爷奶奶长大的孩子，走路都是老人态。

"二十岁，血气始盛，肌肉方长，故好趋。"趋，是快走的意思。是说人20岁左右，血气方刚，人就喜好快走。

"三十岁，五藏大定，肌肉坚固，血脉盛满，故好步。"前脚与后脚的距离叫作"步"，所以"步"是走路。这句是说，人在30岁左右，气血满盛，肌肉坚固，因此好走路。

"四十岁，五藏六府十二经脉，皆大盛以平定，腠理始疏，荣华颓落，发颇斑白，平盛不摇，故好坐。"是说人40岁时，五脏六腑、十二经脉全体达到顶点，并从顶点开始向下衰落，这时人已两鬓斑白，阳气已到臀部，所以好坐。现在，若见人只要一进屋就找凳子坐，甭管他多年轻，身体年龄一定是40岁了，因为此时，气在臀部。

"五十岁，肝气始衰，肝叶始薄，胆汁始减，目始不明。"50岁时，肝气衰败,出现眼花等疾患,这时阳气到哪儿了呢?没说。其实是到了背部,过去还能挺直了坐,这时就开始东倒西歪,喜欢靠着东西坐了,或喜欢"葛优瘫"了。

"六十岁,心气始衰,苦忧悲,血气懈惰,故好卧。"60岁,心气衰,则神不足,神不足则容易悲苦,阳气大衰,则好卧了。

"七十岁,脾气虚,皮肤枯。"70岁时,后天脾胃已虚,皮肤腠理干枯,阳气只能顾脏腑里面了,管不了皮毛了。

"八十岁,肺气衰,魄离,故言善误。"80岁时,魂魄已渐渐分离,脑子也就糊涂了,语言也开始颠三倒四了。

"九十岁,肾气焦,四藏经脉空虚。"此时,阳气飘忽,精血虚亏,一句经脉空虚就够了。所以到老了,还真得有肉食,方能填补点精血,阳气呢,这时是补不回来了。

"百岁,五藏皆虚,神气皆去,形骸独居而终矣。"此时,神与气,都远去了,人,已成空壳。

由此看来,最应该听点生命之道的恰恰是中年人,因为最累、最焦虑、最容易忽略健康的是中年人,一旦出问题就是大问题。比如心梗,老年人救得,中年人救不得,就好比,紧绷的弦易折,松了的弦反而不易折。

什么时候是生命的危险点?岐伯有种说法:"七岁、十六岁、二十五岁、三十四岁、四十三岁、五十二岁、六十一岁,皆人之大忌,不可不自安也,感则病行，失则忧矣。当此之时，无为奸事，是谓年忌。"(《灵枢·阴阳二十五人》) 这段说人在 7 岁、16 岁、25 岁、34 岁、43 岁、52 岁、61 岁这些年龄段是人的大忌，不能不小心从事，身体很容易出问题。为什么呢？这里只能简单说一下。7 岁，实际上是 8 岁，中国有虚岁之说，是要加上在母腹里的时间。这个年龄出问题，是因为 6 岁天干地支与年柱天克地冲，比如属马的，跟属鼠的对冲。逢冲，人要么出危险，要么改运势。16 岁、25 岁、34 岁、43 岁这四个年龄段是学业、婚姻、生育、事业的转折期，气血有大转换，过度失衡就容易生病。52 岁、61 岁时，气血衰败，体内阴阳五行趋于枯萎，天地的影响力就又明显了，再加上这些阶段，会面临父母离去，子女难靠，即生你者已逝，你生者又无暇为你续命，人生的五行都有断流之势，人体当然会出大问题。岐伯说，在这些年龄段，最好不要做什么事，尤其不要做坏事，否则不可救药。

从此节看，43 岁前的问题当属于命数，而 43 岁以后的问题，就跟养生有很大关系，所以至少从 43 岁就要以不惑的心态好生养护自己了。有人会说，半百养生可以吗，即 50 岁开始养生成吗？不成，有点晚了。因为这个时间段属于自顾不暇时期，这时父母已衰老，一般人的财富增长到这时也处于瓶颈期了，一般人基本要靠先前赚的钱养后半生了，所以 40 多岁开始关爱自己还有余力，能在年轻力壮时，把以后要得的病消掉才是最重要的，人活呢，就活个气血，年老气血衰退了，消病都不容易了。这么说吧，你天天说话耗不耗气？天天想事耗不耗气？太耗啦。阴血呢，好补，几顿饭、几场觉就补回来了，但饭也需要阳气把它化掉才长力气。所以，气，不好补。

"阳化气，阴成形"这句，就是说：阳主万物的气化，阴主万物的成形。所有的东西能够成形，都是阴气在起作用。包括五脏生成等，但也包括肿瘤、子宫肌瘤等。

每年体检，都会吓倒一大波人，那哪里叫体检啊，那叫体验绝望。银行职员一体检，50%都有甲状腺结节，在美国甲状腺结节不需要治疗，更不需要手术，其实甲状腺结节的病因就是你太焦虑了，太累了，只要你不那么纠结，只要你少说话，情况就能缓解。可是你能不纠结吗？只要跟人打交道，人就会纠结，不纠结的方法只有不跟人打交道，可天底下，最绕不过去的，就是人。回到家，还有爹妈呢，还有丈夫孩子呢，那怎么办？没办法，只好鼓励自己好好说话，鼓励自己坚持坚持再坚持。甲状腺结节说白了，就是肝郁气滞，阴邪凝聚，而阳气又不足以化。其实甲亢、甲减要比结节的问题严重得多，但如果能碰到好的中医，很快就能解决。但是治疗结节反而不会很快，因为毕竟已经成形了，还是稍微需要点时间慢慢化掉的。

乳腺结节现在弄得跟乳腺癌似的，也让人吓得不行。其实这个没有什么，比如说你排卵期，阳气足的时候，乳腺结节就会变小，这个时候你去查就没事，一到月经期，气滞血瘀全来了，乳腺结节就可能变大，这个时候你一疼，就去医院检查，一检查就检查出来了，如此悲喜交集，人生都错乱了。人呢，粗放点活着，经脉也粗放通畅，过于精致地活着，经脉也紧张。所以，太过在意了，其实对自己是种伤害。

"寒极生热，热极生寒。"这是在讲阴阳之间可以互相转换，一般翻译是：寒极生热，是阴到了尽头就是阳；热极生寒，是阳到了尽头就是阴。但实际上应该这样翻译："寒极生热"，是指收敛收藏凝聚到了极点，精气极为充足后，自然就能生发生长。从病象上说，就是寒邪凝聚到了极点就会出现"阴盛格阳"的躁动，出现发散虚脱征候。"热极生寒"，指生发生长输布到了极点，精气极为充足，自然就能收敛收藏。此为万物之纲纪。从病象上说，热邪不能及时疏导，就会使人出现痿厥、拘挛的厥阴征候。

"寒气生浊"。首先要说清楚一个概念，风、寒、暑、湿、燥、火，这六气首先是天地之正气，六气太过或不及，才有邪气的概念。比如"寒气生浊"这句，我们先从正气上理解：寒气，指收敛收藏凝聚之气，只有发挥了收敛收藏凝聚之气，才能汇聚成生命的元精，生命的元精也叫"浊"，这叫"寒气生浊"。再，从邪气角度讲，寒邪，也能使人体垃圾汇聚。这也叫"寒气生浊"。

"热气生清"。按照上面的逻辑，就是只有生长生发发散，才能使元精气化升腾为能量元气。再，从邪气角度讲，过度发散的热邪，能使人体精气向上向外飘散而不能汇聚。

"清气在下，则生飧泄；浊气在上，则生䐜胀。"热气把清气往上赶，寒气把浊气往下带。"清气在下，则生飧泄"，热气本是生发生长之气，这个气往上升，就是正能量的东西，但是如果它升不上去，反而下行，宣散之气在下，则生飧泄，就是拉稀，就是热气把里面本来成形的大便都化成无形。从原理上讲，肝气、脾气本应上升，若肝脾阳气下陷，就是"飧泄"的毛病。

"浊气在上，则生䐜胀"，浊阴之气本应下行，如果浊阴之气反而向上的话，就会出现腹胀、食不下的情况。现在很多人有饭后腹胀的毛病，原因都在于"寒气生浊"，是浊气不下行造成的。所以病根在阳虚不能化阴浊，不仅䐜胀，而且口臭。口臭千万不要看作小毛病，口臭是大毛病。

脾胃虽然总连着说，但其中，胃气是要下降的，脾气是要升的，胃属于阳明，脾属于太阴，生命讲究"反者道之动"，阳的东西要下行，阴的东西要上行。如果胃气不降，胃中腐味上行就是口气，口气为什么不好？口气是腐味，而腐味应该是在下焦，它跑到中、上焦来了，就干预了上焦这一部分的干净清爽。上焦的一切都应该是清亮的，比如你的眼睛要亮亮的，嘴巴要清清爽爽的，鼻子要通畅，耳朵要清爽……这个身体才叫好，如果你眼睛不亮了，头昏沉了，口中腐味滋黏，就是"阳"的地界全被"阴"占领了，人，也就完蛋了。这就是这一节的最后那句："此阴阳反作，病之逆从也。"

曾有人在微博里，求治疗口臭方，因为没有把脉，所以不能开中药，只能开中成药，就开了一个挺轻巧的小方子，口臭的根在脾胃阴寒，附子理中丸肯定有效，理中，不就是理中焦嘛。中焦，含脾胃、肠胃、泛酸、腹胀、腹泻，统统是中焦的问题。当然，最好是理中汤，因为汤药有涤荡之疗效，快速且有效。丸药则属于缓释剂，虽然慢，但开对了，一样有效。

但是微博上开丸药，也有麻烦，病人不懂原理，所以爱看说明书，就说说明书上没写可以治疗口臭啊，于是便不敢吃，所以有些人，想帮他都帮不了。怎么吃呢？因为此人有口气，还泛酸，还肚胀，这些毛病一定会导致浑身无力，理中汤加黄连正好对治这些毛病。具体做法是：用黄连3克煮水，冲服2丸理中丸，最好上午八九点钟脾经当令时服用，效果最佳。

用理中汤，大家好理解，加黄连，大家就不理解了，黄连不是苦寒药吗？

黄连是寒凉的药，但我先前说过，它没黄檗那么苦寒，黄连入心，黄檗入肾。在我们现在这个浮躁的社会，黄连可是味有趣的良药，它专门清心君那点邪火，而又不伤心。能让你的心安静下来、清静下来的，只有黄连这个药。3克黄连，很小的量，用一点点苦，把焦灼的心气稍微往下带一带。只要心火不再往上使劲地蒸腾，再加上中焦这里一开，气自然就沉下去了。

如果原先你没有吃过任何中药，这个药一下去，很多毛病都能好，最大的好处，就是大便比原先通畅很多，原先两天一次，现在一天可以两次。有口臭的人基本有便秘，下窍一通，上窍自然舒服。但如果你原先一直乱吃药，疗效就会慢一些。但大家一定要记住，吃药最根本在于方向对不对，现在各路说法也多，爱指手画脚的也多，关键看自己能否懂些医理，能不能坚持主见。其实从某种意义上说，病，不重要。关键在于得病的人，人，才是造病的机器，是人在造病，并不是病在造人，所以中医是治人不治病的一门大学问，把人治好了，病自然去。所以中医治疗在很大程度上是"话疗"，先通过交流把病人的心结解开了，才好，所以必须见面才行。都说求医问药，可现在的人只想求药，病就没办法治。治病，没把人整明白，病就是好了，这人还得得别的病……唉！这其中的道理，有多少人懂啊！

> 故清阳为天，浊阴为地；地气上为云，天气下为雨；雨出地气，云出天气。故清阳出上窍，浊阴出下窍；清阳发腠理，浊阴走五藏；清阳实四支，浊阴归六府。

这一段，还是翻来覆去讲阴阳。这段翻译过来就是：清阳之气为天，浊阴之气为地。地气上升成为云，天气下降变成雨；雨源于地气，云出自天气。人体的变化也是这样，清阳出于上窍，浊阴出于下窍。清阳从腠理发泄，浊阴内注于五脏。清阳使四肢得以充实，浊阴内走于六腑。

《黄帝内经》反反复复，一定要让你接受这个应象。

"地气上为云，天气下为雨"——浊阴之精，只有在真阳的气化作用下，才能化为云雾；清阳之云雾，也只有在真阴的凝聚作用下，才能化为雨露。"雨出地气，云出天气"——雨，都是从地气升上去的，阴虽降却主升；云出天气，阳虽升却主降。

"故清阳出上窍"，清阳之气，全在上面五官窍运化，同样，五官窍走的气，也是清阳之气。五官窍，是五脏的窍，五官窍清爽、均衡，实际上也是五脏的反应。五官窍不通利，就是五脏的瘀阻，比如眼干，是肝病；嘴巴干，是脾不好；耳鸣耳聋，是心出问题，等等。"清涕者，脑冷肺寒所致，宜乌、附、干姜之属。"可见阳虚是过敏性鼻炎的病因之一，即流清鼻涕，是肺寒。为什么说流脓涕时说明快好了？因为人体自保功能启动了。启动了什么？启动了热，来赶这个寒，虽说寒极生热，但本质还是寒。这时可吃一些温热的药，帮人体驱寒，鼻子可能一下子就通了，这时若上金银花等寒凉剂，就会反复发作，久治不愈。

《灵枢·邪气藏府病形》曰："十二经脉，三百六十五络，其血气皆上于面而走空窍。其精阳气上走于目而为睛，其别气走于耳而为听，其宗气上出于鼻而为臭，其浊气出于胃，走唇舌而为味。"这就是经脉与五窍的关联。

"浊阴出下窍"，这里的浊阴指人体的代谢物，下窍、下焦走的是浊阴之气。下窍，指肾走前、后二阴，所以看浊阴之气在于看小便、大便。

凡是窍，一定是管出入的，清窍，走清气；浊窍，走浊气。所以，养"窍"很重要。道教把"养五窍"作为修炼要点，认为五窍为元气之贼，因此强调对眼、耳、鼻、口、神的修炼。主张"目不外视而视内，则魂在肝而不从眼漏；鼻不闻香而呼吸在内，则魄在肺而不从鼻漏；口不开而默内守，则意在脾而不从口漏；心不妄想，则神在心而不从想漏"。如此，则五脏神攒簇在腹部坤位，为不漏境界，这，也是老子"君子为腹不为目"的真义。

丹道家还认为"九窍之邪，在乎三要"，主张守三关：三关是耳、眼、口。人容易受到耳、目、口的伤害，耳听声，终日听别人喋喋不休，则肾精动摇；目视色，终日看碎片文字，则心神驰越；口多言，终日言语无逻辑且怨气冲天，则肺气散乱。因此，人要固守耳、目、口三关，才得清静之道。

> 人要固守耳、目、口三关，才得清静之道。

"清阳发腠理"，腠理就是肌肤和皮毛，其实整个皮肤也是窍，而且是神秘的窍，所以叫玄府。"府"就是空，所以皮肤玄府是最神秘的一个窍。阳气呢，可以通过经脉宣发至腠理皮肤。如果你畏寒怕风怕冷、皮肤肿胀，或手脚冰凉等，那就是玄府这个"窍"出问题了。如果皮毛被憋，就可以用麻黄。如果还微微有汗，没有全憋住的话，一定会用到桂枝，因为这些全是在宣发腠理，只要辨证准确，药方一上，身体末梢一下就宣开了。西医呢，因为不知道玄府的秘密，只要是皮肤症状，就只好用激素。所以，大凡皮肤症状，我的原则就是中医治疗，找不到好中医，就等身体自愈。

"浊阴走五藏"，浊阴，不见得都是阴邪，米饭、粥、菜，这些东西，也可以叫浊阴，它们被化掉以后就会被五脏收藏，所以什么叫"五藏"？就是"藏精气而不泻也"，它收的一定是精华的东西，而渣滓则给了六腑。

"清阳实四支"，这句话其实挺重要的，清阳是用来充实四肢的，我们的四肢发沉、发胀都是因为缺少阳气。人老腿先老，就是因为阳气供给不到腿部了。这个前面已讲过，这里不多说了。就一条，清阳之气，全部在四肢、腿脚、胳膊，这是我们全身最活跃的地方，阳气足不足，就看四肢的灵活性，你看过去的领导，总有肢体语言，举胳膊、挥手的；小孩子也有肢体语言，张牙舞爪的。现在呢，领导都坐着念稿子，胳膊都懒得挥一下，小孩子也中规中矩的，所以一看，全都憋住了。其实呢，越老越得挥舞着手脚才好。《素问·阳明脉解》说："四支者，诸阳之本，阳盛则四支实，实则能登高也。"这句多好，能登高，能望远，生命便永远鲜活。

"浊阴归六府"，上面不是讲过"浊阴走五藏"吗，怎么这时又"浊阴归六府了"？这里一定要清楚，走五脏的浊阴，指气血之"精"，归六腑的浊阴，指气血所化之"腐"。这些"腐"要想成为屎尿，也得靠阳气气化，没有气化，渣滓也成不了香蕉便。所以人体气化，就是在干一件事，把生命里的所有东西都变成极精致的东西，一点马虎不得。生命，就是五脏六腑各守其位，工作不分高低贵贱，每个系统都要把自己的工作做到极致。不能说我是刷厕所的，工资少，就不好好干，越不好好干，你得到的就越少。干与不干，不是领导在看，而是老天在看，所以才有"天道酬勤"一词。

其实，这一辈子，无论我们学什么、干什么，都是为自己。学的东西消化吸收了，也是精，也补自己；辛苦干活挣的钱，也是精，也养自己，多余的，还养别人。这一切，就是"不足当自强，有余则分享"。我说过，世上只有自己对自己好这事不会后悔，对别人好，别人不领情还会烦恼，再由爱生了恨就更不好。最好是：别难为自己，也别难为别人。没人爱自己，也要自己多爱自己一点，每天早晨洗脸时跟镜子里的自己微笑问个好，每天晚上躺在床上跟自己的心肝脾肺肾问个好，世界太平，体健神清，感恩知足，就是幸福。

人的所有悲哀在于能源的匮乏，匮乏了，人就会自私，就会在感情上有挫败感。而太阳呢，能量源源不断，就没有分别心，就能不在意好与坏，就能普照万物、气化万物。而人类，只能阶段性地释放自己，除非能量足够，否则自己那点能量就只能用于自保。

大家只要领会了这个气化，就可以明白很多东西。气化少，尿量都少，因为尿的生成也得靠膀胱气化。阳气不足，收摄不住，还会尿频。多思多虑，会使阳气虚损。你看少年想事少，阳气足，就能迎风尿一丈（约3米）。人老了呢，阳气不足，收摄力也弱，尿失禁的人就特别多，有人咳嗽一下，下面都有尿。老男人更是顺风都能尿一鞋。

为什么女的"尿失禁"会多于男的？第一要考虑男女差异，男的本身为阳，女的本身为阴，收摄能力是阳的功能，女的先天在这个方面弱一些。第二，女人之所以要蹲着撒尿，是因为女子基本以肺呼吸为主，唯有蹲着，肺气才能用上劲。而男子是腹部呼吸，所以站着撒尿，才能使上劲。人老了呢，肺气会比肾气先虚，所以女性尿失禁多于男性。但男性更难受的是前列腺问题。

水为阴，火为阳。

"阴阳应象"这篇大论为什么重要？它始终都在找"象"，找阴阳的"象"。为了说明阴阳，它说天为阳，火为阳，气为阳，男子为阳，六腑为阳……又说地为阴，水为阴，形为阴，女子为阴，五脏为阴……而这一段，依旧是对阴阳之应象的追寻。

应万物之"象"，就是打比方，中国文化最核心的东西就是打比方。这个比方怎么打？前几年，我在喜马拉雅App上讲《诗经》。大家都知道《诗经》有三种文学表达手法，赋、比、兴。什么叫"赋"？"赋"其实很简单，就是直抒胸臆，比如要表达"我爱你"这个概念，可以用一系列排比铺垫：一月我爱你，二月我爱你，一年十二月，月月我爱你。这就是"赋"。任何一个朝代只要兴起"赋"这种表现手法，这个朝代就是强盛的。所谓强盛就要看气势，比如汉武帝时期大赋兴盛。

比，就是打比方，"我爱你，就像老鼠爱大米"，这就是打比方。比方打得好不好，直接关系着最后的效果。比如你对一个女孩子说"我爱你，就像老鼠爱大米"，因为人是害羞的动物，于是很多真话就以类似这样玩笑的方式说出口了，但女孩子听到这样的话，却有可能真认为你这种态度是不认真的，她也完全可以用玩笑对之。所以两个人闹来闹去，到最后有可能就真是一场玩笑。不学诗无以言，学不好诗、语言表达不到位，也一样会出问题。

中国的圣人没有不会打比方的。《黄帝内经》通篇都在用"春夏秋冬"打比方，如果不掌握这个原则，就看不懂《黄帝内经》。生命有春天有夏天有秋天有冬天，你寒邪重的时候就是冬天，你春意盎然的时候就是春天。中国古代文化用"春夏秋冬"打比方是一个惯例，比如《诗经》第一篇一定是"关关雎鸠"，绝对不会是"蒹葭苍苍"，因为"蒹葭苍苍，白露为霜"是秋天。秋天就得往后放，春天就得往前放，而《关雎》就是春天。这就是中国文化。你看古书的时候，一打眼看的全是春天，全是生机。中国文化刚开始给你的都是生机，先让你高兴，然后再慢慢地"向死而生"。

兴，是很暧昧的一种表达方式，就是不直接说，先说别的事，然后由此景此事引发出自己的情感，或一种情愫。先有"诗境"，然后生"诗心"。还是说"我爱你"这事，诗里不会用这三个字直白表达，而会说"下雨了，我想请你吃饭"。下雨和吃饭是没有关系的，这二者和"我爱你"也没有直接关联，可是阴天下雨常常引发人的孤独感，细雨缠绵会引发我对你的思念，会引发我对你的依恋，这比"我爱你，就像老鼠爱大米"要深沉、认真和含蓄得多，虽说暧昧，但效果往往会更好。"关关雎鸠"就是给你一个场景，永远让你记住，所有的景，说的都是心情。下雨会引发人的孤独寂寞，在我最孤独寂寞的时候我想的是你，同时我想跟你在一起，这不比"我爱你"更强烈吗？

我们把"赋比兴"弄清楚，就知道里面都涉及一个表达问题，《黄帝内经》在这方面，就在培养一个诗人，什么意思？就是你要学会观察世间万物，比如你看到水，你就要想它为什么是阴的，水有什么特性。水的第一大特性是什么？水往低处流，水为阴，阴就代表沉降、向下的一种能量，只有到了老子的时候，才把它的本性、德行发挥出来，叫"上善若水"。火是什么？火为阳，火，就是向上，你看这个"象"就知道了，而且火是热的，水是凉的。中医要看得更透彻一点，关于水和火，光看到这个冷热上下这个层面，可以不可以？只看到这些层面全是西方思维，如果你单纯地认为水一定是阴的，你就错了，因为肾水就有阳的特性。如果你单纯地认为火一定是阳的，你也错了，因为心火的本性就有阴的特性，因为无阴精以何上炎？！所以学中医，有点像修禅，脑子要活，思维要活，要不断地冲击自己以往已经成惯性的念想，如果你局限于这个"象"上你就全错了。水虽然表象是阴的，但必须有阳气推动，才能流动，所以水的本"象"是真阳，犹如坎卦中间的一根阳爻。而火的本"象"是真阴，就像离卦中间的一根阴爻。

中国文化，看表象文化，还是看本性文化，其中的要点在于看"气"，为什么在阴阳之前有个"气"的概念呢？怎么看这个"气"呢？举个例子吧，大家都知道《易经》中有泰卦、否卦，泰卦是三根阳爻在下，三根阴爻在上，从象上看，有人就不喜欢，认为怎么能阳爻全在下面，阴爻全在上面呢，女人岂非很得意？而从气上看，此卦就妙不可言，阳爻在下，但其气上升；阴爻在上，其气下降，如此便形成阴阳交泰之势。而否卦，从象上看，阳在上，阴在下，表面上正是天地之象。可中国文化认为象不如气重要，否卦阳气上升，阴气下降，就是阴阳离绝的象，因此就属于否塞不通，就不如泰卦祥和。

而中医讲"水为阴，火为阳"，水，坎卦，里面是真阳，这根真阳才是水的本性。火，离卦，外面两根阳爻，中间一根阴爻，所以火的本性是真阴。中国文化为什么爱讲这个"真"字？因为有真就有假，中国文化一定要求真、去假。水，是假阴真阳；火，是假阳真阴。找到真阴，真阳，才重要。这，就是中医思维。

现在又是中国传统文化热的时候，但传统文化难讲。为什么？比如问小朋友，什么是阴？小朋友会说"水为阴，火为阳"，到中医思维里，你再给他讲"真阴""真阳",就吓他一跳。而"真阴""真阳",不仅是《黄帝内经》里面最主要的东西,也是中国文化里面最重要的东西。

阳为气,阴为味。味归形,形归气,气归精,精归化;

"阳为气,阴为味",我们经常讲"气味",这词天天用,真意是什么,未必懂。比如你一进屋就闻到香气了,闻到气儿你就饱了,那你就是神仙,神仙就干一件事,神仙就是把气儿径直拿走。

什么叫阳为气,阴为味?这个话题其实蛮有意思的,所有能感知的味道都是从"地"来的,比如大米的清香。那么它有没有气?这个气到底什么?是四季,是生长化收藏。任何事物,老天给的是"气",大地给的是"味"。这个气,要的是时间;这个味,要的是空间。没有时空,任何生命都是窘迫的、短暂的。而我们要想活得好,就得不断地开拓和丰富我们的时间和空间,然后才是多气性、有味道的人生。

气就是天,从四季里,得了寒热温凉四气。味呢?除了味道,还有方位。所以说"天出四气,地出五味"。"味"在《黄帝内经》里是五味,"味"就是"五行",西方有西方的味,辛;北方有北方的味,咸;东方有东方的味,酸;南方有南方的味,苦;中央有中央的味,甘。所以,中药有一套系统,专门讲究"四气五味"。

你们打开任何一包西药，它里面全是成分，你的化妆品也全是成分，什么醇、什么甲、什么酸。中药从来不讲成分，而讲"性味"。也就是西医永远是成分论，中医永远是气味论和性味论。所谓气味论，天气，指二十四节气；地味，就是金木水火土五行。所谓性味论，就是讲四气五味，四气是温凉寒热，就是春夏秋冬；五味就是酸辛甘苦咸。比如麻黄、桂枝、附子属于温热，黄檗属于寒凉，这是气。麻黄，味甘、辛；桂枝，也是味甘、辛；而附子，其味辛，无甘味；黄檗，味苦、微辛，这是味。任何药，一定先看四气五味，看它得了什么"气"，看它得了什么"味"。如果不是"道地药材"，必在气、味上有问题。

比如附子一定是四川江油的最好，得西南"坤位"川蜀厚重之火气。你把附子种到北京来就不行，它的五行就变了，附子现在的五行是西南，你把它种到东北去了，这两个能一个味吗？东边的味道是酸，北方的是咸，那它就是介于酸和咸之间的味道，西边的味道是辛，南边的味道是苦，那它就是介于辛、苦之间的味道，这能一样吗？所以说，换了地方就换了味道。人想挣钱不可怕，但一定不能挣造孽钱。随随便便就开山种中药，就是不负责任。所以每次北京元泰堂中医诊所进药，我都得先抓两服试吃下，以确保安全。

研制中药，实际上是个艺术活，种植，要看天，要看地。炮制，要看水，要看火，要看功夫。煮药，要看配伍，要看火候。喝药，要看时辰。所以古代优雅生活，必备玉、药、茶、香四项。玉，有君子之德，可以温润我们的生活；药，属于君子之刀刃，当用则用，不当用，则藏匿之，可以拯救我们的生活；茶，属于君子之味，可淡可浓，随心而品，可以安抚我们的生活；香，属于君子之韵，可显可隐，风流自在，可以诗意我们的生活。想想都美，我们怀着玉，烹着药，洗着茶，熏着香……哪怕草庐、树下，哪怕绨衣、木履，也似仙人逍遥啊。

四气又叫作温热寒凉，今人治子宫肌瘤特别爱用活血化瘀药，我反对，为什么？寒瘀凝结的话，你用温热的东西把它化开就可以了，用活血化瘀药多有害于身体。真正能活血化瘀的是元气，而不是药，这些药只是起到调节元气的作用而已。

"味归形，形归气，气归精，精归化"中"味归形"，就是味厚的东西能使你的形体充实。"形归气"，就是形体充满则气旺。"气归精"，就是气有余了，必然汇聚在丹田而成为"精"作为身体的储备。"精归化"，就是精足了，自然化成"气"而充盈大脑。这里有顺承，有循环，气、味，对身体发生作用；身体内部，精和气又不断循环，补充神明。

这里主要讲个"味归形"吧，因为这跟我们生活密切相关。"味归形"，就是说味道可以将养形体，所以人一定要吃饭。味，可是道，咱不要小瞧这些词，"气"是"道"，"味"是"道"，"厚道"也是"道"，任何事物提到"道"的层面，就有意思了。这些词都很讲究，所以大家不要把这个"味道"轻易地带过。在味道里，我主讲下淡味吧，什么叫淡味？我在《生命沉思录》里曾经定义过五味，形容"淡"的时候，我觉得真是神来之笔，我说淡味：无味之味，味之盛境，味之圣境，是刀枪剑戟斧钺钩叉之后的宁静。淡，就是你什么都经历过了，你才能淡；你什么都没经历过，你就是一张白纸，那不是"淡"，而是"白"。只有阅人无数了，对人、对事都有主张了，不随波逐流了，才叫"淡"；如果什么人都没见过，什么事都不懂，那叫"傻"。

大家不要小瞧一个"淡"字，开《伤寒论》里的方子，第一煎，气、味都浓，叫"味归形""气归精"。第二煎，气与味都略不足了。很多人就把药倒掉了。其实，药煮到第三煎，味最淡，火也烧过了，水也煮过了，貌似没有什么了，可那个"淡"，很养人。关于喝药，我的主张是第一煎晚上喝，因为晚上喝完正好睡觉，药里面的五味，在一夜的经脉巡行中悄然轮回，不仅药味可以补充形体，气也要来补充形体，这时最主要的气都不是药气，而是休息，所以药效会极佳。有人说我们外面煮中药都是第一煎和第二煎混合，还说是阴阳和合。那我问你，第一煎是阳还是阴？现在人已经极不讲究了，都是让药店代煎了，没有那种拎回药包，挑灯煮药的认真劲了。其实屋子里有药香也是一种雅致。第一煎，头天晚上喝，第二煎，第二天早上喝。睡了一夜，人精神足了，药性虽淡了点，可早上阳气足啊，早上的阳气可以补足药性。第三煎，最淡，淡，不足以治病，但可以养胃，其实，也可以喝。

第一煎、第二煎，力道大，凡治病的，都不会让人太舒服。可第三煎可以柔柔地养人。但这里一定有个重要的前提，就是药方一定是开对的啊。没开对的，一煎都别吃！有的老人舍不得，说那也得吃完开错的，再吃对的，不能浪费钱！呵呵，这都不是糊涂的问题了，所以，世上的事，还是少管吧。

"味归形，形归气"，身体只要强壮了，气就会旺，但是有一个前提，一定要先形旺才能气旺。如果一个人疲疲弱弱，又小又干巴，气怎么旺得起来？大身形装大气，小身形装的气也少。任何东西都有象，有象就有气，有气了，就要有"器"——也就是盛纳这个气的东西，没有收纳"气"的东西，气也就散了。对于人，这个盛纳人体之"气"的东西，就是身形。

"气归精"，气一足了就生精。精，怎么来的？气足。气化才能生精。人呢，总以为把药吃进去了，就直接补了身子。想得美。药想发挥作用，还得靠火和水，还得煮一遍才能吃。药就是进了身体，也得经过元精元气的气化才能发挥作用啊！从来都是"杀敌一万自损八千"，所有的病邪全去掉时，最后也得落个虚证，等于打了一个大仗，回来就得歇着。所以叫"三分病七分养"，最后这个"养"，也是大功夫啊。

到养的时候，又得回到前面"味归形"，要吃五谷五味，喝粥吃大馒头，才会慢慢有劲。有的病人特别傻，还没能吃饭呢就说扶我起来，我得锻炼身体，这就是傻，气血还没起来呢，一锻炼一出汗，又耗了气血。那什么时候开始锻炼身体啊？体重增加了一些以后。《黄帝内经》里说"强食生肉，大杖重履而步"，是说病好了以后，要"强食生肉"，不是吃生肉的意思，而是要强迫自己好好吃饭，吃了以后要让自己胖一点，长点肉。凡是放化疗的病人，凡是做过大手术的病人，西医到最后都求你能不能回去吃点肉。尤其人老了，不吃肉真强壮不起来，血肉之品，大补精血。越老，食物吃不多了，所以越得吃得精致些才好。"大杖重履而步"是什么意思？长出点肉来了，就得让气血动起来，步，就是大步走，"大杖重履而步"，就是拄着一个大拐杖一步一个脚印地走，让气血慢慢生发。《黄帝内经》很少谈到跑，《黄帝内经》认为，年轻人身体好的时候就爱跑，跑就跑吧，但是实际上真正锻炼身体的，是步，是大步走。"重履"是说你要有劲地走，把脚踩实地走，不要小瞧这点，八段锦里面不是有"背后七颠百病消"吗，脚跟实、脚跟有力，走起路来，才能震动到脊背，才对身体有益！"强食生肉，大杖重履而步"，写得好美。

"气归精，精归化"，气足了能够化精，精足了也能够化气。这里面是一个相互关系，实际上是在讲强者要和强者联手，或弱者要和弱者联手，这样才是好的匹配。

▶ 越老，食物吃不多了，所以越得吃得精致些才好。

精食（sì）气，形食味，化生精，气生形。

"食"有两个读音，一个是读"shí"，一个是"sì"。读"shí"时，自己是主动者，自己吃，叫食（shí）。读"sì"，有喂饭之意，比如说食（sì）母，《道德经》里有这句话："我独异于人，而贵食母。"是说我特立独行，以供养道源母体为贵。生命之道，也贵于食母。我们大家只要一谈到食母，就都理解成侍奉老母，但这只是表面上的意思，我们这个肉身有没有母？每个脏器有没有母？其实，我们的生命当中，有无数的母亲，而最根本的母，就是生出所有脏器、所有细胞的那个本源——元气。我们本来要做的一切都是要食母，要供养元气，但实际上，我们每天做的都是耗散她、伤害她、掠夺她……

中华文明讲孝道，可盛纳我们灵魂的这个肉身，虽说只是器皿，但也是母啊，没有这个肉身，灵魂意志也无从说起。所以我们也应怀着感恩之心去善待她，但我们又有几人明白这个道理呢？！

怎样才能不伤害她，而饲养她呢？老子说："塞其兑，闭其门，终身不勤。"就是让我们谨守五官窍，尽量关闭两耳、两眼、嘴巴，缓慢呼吸等，如此才能让生命能量源源不断。道家讲的"开口神气散,意动火工寒"是说，只要开口讲话就消散神气，只要动了意念就耗散真阳。也就是，凡念头多、凡争强好胜、凡多管闲事，都耗散神气、阳气。老子还说："知足不辱，知止不殆，可以长久。"即，知足，不争，就可以不被侮辱；知止，知道停下脚步反省自我，就不会有危险，这些就是人生长久之道。可每个人扪心自问一下：知足乎，知止乎？

食母，就是饲养元气。我们生命当中最关键的，是元气。元气，是我们生命的根，当我们生命出现任何危险的时候，都是元气跳出来救我们。撞伤了，青肿了，抹药，它会消肿，不抹药，它也会消肿，其实，消肿的不是药，而是元气。治病也同样，我们常人想的都是药在治病，其实，真正治病的还是你自己的元气。元气够，不吃药也能慢慢好；元气虚亏，吃再多的药也是死。所以开药首先就是不能伤元气，大寒凉绝对伤元气，元气立马被憋住了，所以不可重用寒凉。金属矿物质类的药属于重调元气法，所以也属于伤元气的药。吃这类的药，因为重调了元气，所以病人会感觉效果好，但治疗到一定程度时，元气大伤，一旦垮掉，身体就没法修复了。就像现在很多人在问，三七粉可不可以吃，我坚决说不可以吃，三七粉拼命给你活血，同时把心脏血管以及血管壁都弄得越来越薄，等你真的病了，救都没得救了。

> 治病第一条，不可以损伤元气，这是至关重要的。

治病第一条，不可以损伤元气，这是至关重要的。第二条，要适当地调动元气。治病归根结底动用的是元气不是药，所以正确的医生开药也是在调动元气。怎么调动啊？首先，可以用人体排异反应功能调动元气，比如扎针。针，对于身体是异物，元气一定要把它排出去，这也是扎针有效和能救命的原因。另外，用药，疏通瘀阻的经脉，气机也可以活跃起来。具体举个例子吧，比如带状疱疹，一般人一得这个病就去看皮肤科，这哪里是皮肤病啊？从原理上讲，带状疱疹多发于腰部，也有发在头部的，但其特点都是成圈状，要么一圈在腰，要么一圈在胸，要么一圈在头，凡圈状的病，都跟带脉有关，带脉，借肝经而行，同时跟阳明胃经、督脉也有关，所以此症比较凶险，过去又叫"缠腰龙"，据说只要这条龙缠接上，人就完了。所以，治疗这个病，一要及时，二要辨证准确，如果是肝胆经瘀阻，就从疏通肝胆经入手，可以用《伤寒论》里的小柴胡汤等。如果是气机的问题，比如上下交通不利，实火、虚火憋在中焦，同时兼有发热恶寒、上热下寒等，可以用麻黄附子细辛汤或通脉汤调理气机，辨证准确的话，三到五服药即愈。这些办法都是通过调理肝经、胃经等，以救带脉及任督的方法。如果一味消炎的话，可能还把病邪憋在了体内，反复难愈，年轻力壮者还好，年老者，则危险矣。病愈后，人应该有点虚，有人吃完药后会嗜睡，这就是身体在发出指令让你休息，这时要好好睡，睡觉大补元气，阴足了，阳也就足了。然后，便能满血复活。

如果你说："我现在身体不好，又不想找大夫，我道理懂了，但是本事不行，我不会开方子怎么办？"那就上床休息，睡觉，好好吃点清淡的东西，比去外面乱吃药好。好好睡一觉比什么都重要，睡不着怎么办？听《诗经》，听《黄帝内经》，听着听着，就睡着了，我的声音有催眠的效果，真的哟。

"精食气"，上面说了，食，是喂养的意思。这句就翻译成：精，饲养气。关于精，中医教科书说："精，是维系人体生长、发育和生殖的精微物质。可分为先天之精和后天之精。前者指禀受于父母的生殖之精，后者指来源于饮食水谷、经脾胃消化吸收的水谷之精。精，还包括血、津液的广泛含义。血和津液都是人体生命活动必需的营养物质。"它的定义就是精是精微物质、营养物质。只要说是精微物质，就落入有形的圈套，就每每被西医诟病。与其说成物质，不如说成能量，这个能量有阴阳两种运动方式，阴的运动方式会形成凝聚，而阳的运动方式却是宣散的。说"心精""肾精""脾精"等，其实"心精"的主形态是散，"肾精"的主形态是藏，"脾精"的主形态是运化四方。

关于中医里的基本概念，还是不要看今人教科书里的解释，要看《黄帝内经》里的解释。比如《灵枢·决气》篇，就对很多基本概念有精到的定义。比如什么叫精、气、津、液、血、脉，这里先简要地解释一下，后面还会设专章去讲。

"黄帝曰：余闻人有精、气、津、液、血、脉，余意以为一气耳，今乃辨为六名，余不知其所以然。"

翻译过来就是，黄帝问："我听说人有精、气、津、液、血、脉，我认为只是一气罢了，如今一定要分辨成六个名称，我不知道为什么要如此命名。"

"岐伯曰：两神相搏，合而成形，常先身生，是谓精。"

岐伯的回答是："精，是两神相搏，也就是阴阳两种相互运动、纠缠，并由此成形。也就是这种相互运动在前，身体形成在后，也就是人生之前，先成精。"

"何谓气？岐伯曰：上焦开发，宣五谷味，熏肤，充身，泽毛，若雾露之溉，是谓气。"

那么什么是"气"呢？岐伯回答："阳气（肺气）从上焦开发，能宣散五谷之精微，并且有熏蒸皮肤，充盈身体，润泽毛孔的功能，就像雾露一样浇灌身体的事物，叫作'气'。"

"何谓津？岐伯曰：腠理发泄，汗出溱溱，是谓津。"

那么什么是"津"呢？岐伯回答："能够从腠理发泄，可以像'汗'那样渗出的功能，叫作'津'（比如唾液、汗水、眼泪）。"

"何谓液？岐伯曰：谷入气满，淖泽注于骨，骨属屈伸，泄泽，补益脑髓，皮肤润泽，是谓液。"

那么什么是"液"呢？岐伯说："水谷入胃，则气满，气，像淖泽那样流注于骨，肾主骨，先收藏、后发散，为屈伸，提取精微则可以补益脑髓、元气，使皮肤润泽，叫作'液'。"

"何谓血？岐伯曰：中焦受气，取汁，变化而赤，是谓血。"

那么什么是"血"呢？岐伯回答："中焦（泛指肝脾胃大肠小肠等）接受真阳元气，取五谷精微汁液，造化而为赤色的，叫作'血'。"

"何谓脉？岐伯曰：壅遏营气，令无所避，是谓脉。"

那么什么是"脉"呢？岐伯回答："能够阻遏、分辨营血与卫气，令它们各行其道的，叫作'脉'。"

其实，《黄帝内经》在任何基本概念上，都不遗余力地解释、再解释，只是我们太浮躁，气血不足，不能完整地看一本书，于是只好任凭别人带我们四处飞，再也落不了地。

中医讲，肾主藏精，我前面说过，藏精，就是把粗糙的东西变成精华的过程，其实，这个过程就是"精食气"，就是肾的真阳，能够让"精"气化。精越足，气化的气就多。除了肾阳可以气化肾精，激情、情欲、运动、体力劳动等也可以促进"精"的气化。肾精能气化，就是真火生真土，"精"就补给了脾胃，脾主肌肉，精足了，人就有劲。反之，人没劲，要么是精不足，要么是肾精无法气化。

高血脂，西医说就是甘油三酯高，就是血黏度高、血流缓慢。从中医的角度看，当是气不足，精也不精粹了。正常的精一定是活泼的、自由的、完美的、有力的。多有力呢？有个身体棒棒的小伙子去献血时，医生说：你的血液好棒，能让死人站起来！这，就是新鲜的精血的力量。血脂高就是人体的精和气都被抑制了，也就是人体的能量源被抑制了，不自由了。中医解决这个问题，不在于消脂，而在于通经脉，让精和气重新活跃有力起来。

"形食味"，外形充实，反过来也饲养"味"。味，是水谷精微，是"精"

的另一种表现形式。

"化生精",生命里的一切都要经过气化,气化才能生精。我们的生命始终在做一件事,就是把一切粗糙的东西通过气化变成精华。我们之所以对生活经常充满愤恨,是我们的所作所为与生命本身正好相反,总有无能为力之感,总是把美好变成低级和粗糙。比如我们吃进五谷,生命就要把粗糙的五谷变成精华,甚至在处理垃圾时,都要让便便细腻到极致。

"气生形",是指"气"能够让你的身体、你的五脏六腑饱满起来。如果你的肉松松垮垮,就是阳气不足,尤其是脾阳不足。大家看看自己的手指肚,如果皱巴巴,按下去,半天弹不回来,就是脾气大伤。

曾有一个军人来问病,手一伸出来,没想到他的手指肚通通皱皱瘪瘪的,我大吃一惊,一个军人,怎么会有这种现象?他们的营养和锻炼一向都是很好的啊!我问:您是不是在减肥?他说对。这病看不得了,我常跟学生说,不要给吃减肥药的人看病,如果一个人,连饭都不能好好吃的话,药还能好好吃吗?!饥饿减肥法,首先伤脾阳。脾阳一伤,后天就伤。

所谓"味归形""气生形",就是指五味补益形体,气也补益形体。五味为阴,气为阳,也就是阴阳合和才补益形体。

味伤形,气伤精;精化为气,气伤于味。

这一句，还是在总结味、形、气、精之间的相互影响——味，能伤害形体，味过，则伤形。气过，也能摧残精，气盛则耗精。精可以气化为气，气又会因为五味之不调而受伤。

第一句"味伤形"，五味过度则伤形。只要说到"伤"，就两条，一是过度，二是不足。所以这句话就应在"中庸"二字上。我说过，中医和中国文化的基本概念就是气、阴阳、五行、中庸，辨别是不是中国文化、辨别是不是中医，就看他讲不讲这几个概念，是不是从这几个概念出发考虑问题。这就是思维方式带给我们的益处。比如一对夫妇吵架了，那肯定是男女认知事物、看待事物的方法出了问题，这是阴阳；另外，你们俩的气也不同，男人有可能粗俗，女人有可能就是一个公主病，你的高傲、轻慢之气，只能把男人越逼越粗俗，这就是因果，所以你的气，就是你的命，特别清高的人，最后必有浊气来压，比如《红楼梦》里的妙玉，这就是相生相克。而要想解决这一切，只有化自己的性情才行，想改变别人，休想！这个念头立住了，就是守了中庸。

关于味过则伤形，还是要举一个例子，就是再好的东西也不能一个劲吃到底。为什么不太敢在公开场合讲《伤寒论》呢？就是怕百姓见着好的不撒手，吃药上了瘾。其实生命有很多能量源可以让身体自愈，比如经络按摩、辟谷艾灸，比如习练易筋经、八段锦等。但你若说了什么东西好，中国人仿佛在吃的问题上有瘾性，比如原先的红茶菌、绿豆汤、固元膏，一波一波地跟进，这就是糊涂，就是一条道走到黑。所以，现在大家认认真真听经典了，就是越活越明白，以后任何一个方子，都要用中医思维去思索下，其中到底是什么原理？比如就一个红豆薏米红枣粥，也可以想一下，赤小豆，有祛湿之效，同时强心肾，薏米虽说也祛湿，但难消化，孩子就不适宜吃，因为小孩脾胃弱。红枣健脾第一，但吃多了，也会滞住脾胃。而现在人焦虑、情绪不稳定，因此胃寒居多，那红枣最好是用炭火烤过，就可以又健脾又祛胃寒，实在不行，煮粥时可再加点姜末姜丝……但即便这样，也不必天天吃，天天吃，就是过度，就是不懂什么叫"淡"，什么叫"薄"，什么叫"养"。

"气伤精"，气盛则精耗，通俗地讲，就是火大了能烧了精。什么情况下火旺呢？欲念强的时候，意动火功寒，就是欲念会燃起大火，然后人的阳气就衰微了。

其实，以上这段"阳为气，阴为味。味归形，形归气，气归精，精归化；精食气，形食味，化生精，气生形。味伤形，气伤精；精化为气，气伤于味"，颠过来，倒过去，一直在讲味、形、气、精之间的问题。其中，主线是"气"与"味"在我们生命中的表现。比如，先说味能充实我们的生命，最后又说，味过，又可以伤害我们的生命。而气呢，能够化精，但也能伤精。这就是在提醒我们注意生命的两面性。如果非得说《黄帝内经》是医学，那么它是多么人性的医学！

其实，人的两面性或多面性，源于生命本体的两面性和多面性，我们不必一定要在外面寻找自我，甚至我们可以大胆地揣测一下：假如人的生命是被设计好的，通过学习《黄帝内经》，我们可以既悲伤又惊喜地发现：我们的人性也被提前设计好了，人性如何，会决定人生的路会怎么走，但无论怎么走，所有人，都会随着生命走到终点，于是，水寂山寥，人性也会随之淹没，水波很快就抹平了我们曾经来过的痕迹……

阴味出下窍，阳气出上窍。味厚者为阴，薄为阴之阳；气厚者为阳，薄为阳之阴。味厚则泄，薄则通；气薄则发泄，厚则发热。

这一段更有意思，是怎么用这个"气"、怎么用这个"味"的问题。先是说，阴味走下窍，阳气出上窍。浊阴都是从下窍走，比如屎尿。阳气出上窍，这句话也让人开大窍啊，看懂了这句话，我们就会明白为什么一辈子阳气伤得那么厉害。大便，正常人一天三次，算多的了，尿也是有数的。但上窍，一天当中，除非睡觉了，分分钟在耗散着我们，哪怕闭着眼睛，我们还是在想事，只要在想事，就耗散着阳气。看手机、看微信，耗眼窍；说话，耗口窍；听别人说话，耗耳窍；一紧张、一焦虑，就呼吸急促，耗鼻窍；脑子总想事，耗脑窍……总之，这些都是在耗散阳气，而且阳气比阴气耗散的要多得多！

"味厚者为阴，薄为阴之阳；气厚者为阳，薄为阳之阴。"这一段讲的是：同是味，味厚的为阴，味薄的属于阴里面的阳。同为气，气厚的为阳，气薄的为阳中之阴。也就是，味有厚薄之分，气也有厚薄之分。这就是在教我们进一步辨别阴阳，一定是阴中有阳，阳中有阴。

下面就是如何用阴阳，"味厚则泄，薄则通"，即，味厚者，阴重，则主泄；味薄的，为阴中之阳，这点阳，就有通利的作用。

"气薄则发泄，厚则发热"，即，气薄者，为阳中之阴，这点阴，就会有发泄的作用；而气厚者，为阳，就会主发热。

在具体解释这一节之前，先解释什么叫"厚"。厚，即厚重、浓厚，从中药上解释，有本身气味的问题，也有量大量小的问题。

为什么看病一定要把脉？就是要决定火候，火候就是量。中医有一句话，叫"传方不传火"，就是方子可以给你，用量不能给你，因为用量因人而异，因脉象而异。甚至，《伤寒论》里的方子，量一变，方子的名称都变了，比如四逆汤与通脉汤，都是同样的三个药：附子、干姜、甘草，如果干姜量大，就是通脉汤，如果甘草量大，就是四逆汤。所以，量就指火候。但医圣张仲景更慈悲，他在《伤寒论》中给了量，给了服药方法，给了辨证方法，给了治错后纠正的方法，所以他是圣人。他那时也没有行医执照，但他有长沙太守名号的保护，更何况他是第一个坐堂医生，坐的不是医堂，而是太守的大堂，一边给百姓看病一边讲解药性医理，才有了这本《伤寒论》经典。在张仲景之前，医生大多是走方医，也就是四处游走的医生，比如扁鹊，今天赵国，后天齐国，最后死在秦国……走方医虽然也有可值得称道者，但毕竟可以不负责任地乱跑，张仲景的坐堂，体现了医生的大无畏和勇于担责的勇气，当然，还有无比的自信。

《伤寒论》虽然给了药量，但古代的计量单位和现在有差异，所以还要换算。以后我们还有机会讲药量的问题，我们现在要解读味厚与味薄的问题。

还是得用实例说话。前几天网上出了一条消息，说女人生完孩子第一件事就是要喝一碗参汤，号称可以补充能量。古代有独参汤，但一定要清楚的是，第一，人参不能是老山参，要用九蒸九晒的红参。一根人参通过九蒸九晒，去掉它身上的戾气、火性，激发出它更深厚的营养价值，这，就叫中药炮制。第二，要懂得量的问题，红参虽滋补五脏，但量太大，则有回奶的功效。也就是，红参量小出奶，红参量大回奶。关于人参，其阴阳属性至今都有争论，其实很好判断，人参，属于至寒之地长出的至阳，阳，则属于气的层面，气薄、气厚，如果用计量来界定的话，那么小量当属于气薄，大剂量当属于气厚，

▶ 要懂得量的问题。

按"气薄则发泄,厚则发热"来说,产妇刚生育完,少用红参比多用好,少用,不仅能补益身体,还有通乳之效,属于"发泄"。而当产妇回奶时,可以计量稍大,发挥其收敛、固摄的作用,一下子,奶水就止住了。

关于参,中药里,有人参、红参、党参、太子参等,现在还有西洋参,气味最薄、最平和的当属西洋参。薄,就宣散、通气,西洋参泡水喝是没问题的。红参、人参这些,都不太适合天天泡水喝,因为偏性大,要慎重。过去救命时,才会用到参附汤或者独参汤,可见其药性的厉害。所以古人赞叹它说:"补气之圣药,活人之灵苗也。"

老百姓有时会把取象思维用过头了,比如说人参好,是因为它长个人样子,于是得出结论,长得像人的就一定补人,那我画一个小人把它烧了、喝了,补不补?所以,凡事,还是不能走极端,要好好琢磨经典,不能道听途说。懂了任何事物都有阴阳,都有气味的薄厚,我们才会用好一个事物。

再举几个例子,谈谈药性的薄、厚吧。

先说味。"味厚则泄,薄则通",比如大黄味厚,为阴中之阴,所以可以泄泻;麻黄味薄,为阴中之阳,所以可以发汗。

《伤寒论》的汤剂中,有16个方子里有大黄,主要治疗神志类症状,大便硬、大便难及异常,还有发热、腹中满痛等。此药,号称将军,有勇往直前之迅利,可以推动坚硬的东西,也可以涤荡积滞。人的神明如果乱了,比如出现谵语、昏沉等症，大黄可以导瘀血，滚痰涎，破症结，使神明重新安定，祛邪救死。

麻黄味薄，为阴中之阳，味薄则通。所以可以发汗解表，祛风散邪。但因为麻黄易于发汗，很多人不敢用，怕多用导致汗流不止而亡阳。而我们如果明白了"味薄则通"的道理，麻黄少用，反而邪气容易宣散，多用则散正气矣。记得曾有一妇女头上一圈长带状疱疹，疼痛难忍，在医院吊水两周全无疗效，后来用麻黄附子细辛汤五服治之，嘱咐她病去马上停药。她呢，三服药就好了，怕浪费药，就把剩下的两服也吃了，于是汗出不止。这就是麻黄多用则散正气的意思。

麻黄这味药很有趣，有提壶揭盖的意思，说白了，就是解表，就是可以把憋住的地方松开，高热汗不出可以用麻黄汤，身体内部哪里憋紧了，也可以先用一下，松松表，比如肝硬化。肝，本来是身体里非常有弹性的，生发力最旺盛的，它一旦憋紧了，就全无生发之力了，这时候，可以先用麻黄汤揭揭盖子，然后再寻他法。就像春天，风还是有点凉，但渐渐地，脚底下的土地软，土地软了时，才叫春天。春天下大雨，就不好，也不美，春天就该是绵绵细雨，就像诗里写的那样，"随风潜入夜"，大地悄悄地松懈，此时，只宜吸吮，不宜狂饮，如此，才有春的狂欢。

再说"气"，"气薄则发泄，厚则发热"。也举两个例子，茯苓气薄，为阳中之阴,所以利小便;附子气厚,为阳中之阳,所以可以回阳救逆。

茯苓气薄,是阳中之阴,其发泄的作用,被描写为"渗湿",中医用词有时真妙不可言,"渗湿"和"利水"这两个词一样吗?比如说泽泻的作用是"利水",茯苓的作用叫"渗湿"。渗湿,就是我刚才说的"随风潜入夜,润物细无声"。渗湿,属于细微的吸收;利水,是哗哗地流淌。我们的身体70%都是水液,水多了、水少了,我们都会得病。我们先前讲过三焦,三焦既是少阳,又是水液分布的区域,上焦像雾,你说这个雾怎么吸收?就得用茯苓像海绵似的吸它。中焦如沤,"沤"的状态就像沼泽地,沼泽地的水怎么排?挤压或者分流。而茯苓实健脾之物也,和白术一样,都是这块大沼泽地上的勤劳工,茯苓气薄,尤通上下之窍,上通于胃,下通膀胱,下焦像水沟,可用泽泻利水,泽泻,是泻中有补;茯苓,是补中有泻,二者功效不同,所以可以一起用,比如"五苓散"。有趣的是,在临床上,茯苓泽泻配伍,走尿;茯苓白术配伍,会屁多且泄泻。这些都是加快代谢,排的都是浊阴浊气,有人觉得放那么多屁,很难堪,我很纳闷,那些臭气都憋在身体里,不难堪吗?

如果吃对了中药,吃到什么份上才算吃好了?先是各种发作,有走下窍的,泄泻。有走腠理的,肿胀。但饮食情形会变好,睡眠会变好,直到出现嗜睡。很多人得吃一段时间,才会出现这种嗜睡,但年轻人会很快。一旦到嗜睡,能大睡三天三夜,起来后就脱胎换骨,但很少有人能坚持走到这一步，基本不难受就不治了。有一位坚持到这一步的人说过一句话：治到今天，我才感知到什么叫健康！什么叫开心地活着！我在国外曾看过一对可爱的年轻夫妇，但女子有点抑郁了，脾气急躁，失眠，她刚吃了几天的药，就连续睡了三天，她丈夫赶紧电话咨询这怎么办，我说你知足吧，你等于不花钱又新得了个老婆！后来他说您真说对了，老婆现在变得好温柔、好喜悦，从来没有见过她这样。真正的好方子，就是让你花很少的钱，让一个人重新来过。她之所以恢复得快，是因为年轻。

> 附子这味药，是中药里绕不过去的话题。

附子这味药，是中药里绕不过去的一个话题，今天就好好说说它。附子是四川特产，母根叫乌头或川乌，子根叫附子。附子气厚，为阳中之阳，所以可以回阳救逆。"回阳救逆"，就是运用具有温热作用的药物，以治疗阴寒内盛危重症的方法。附子最大的问题，就是乌头和附子都有乌头碱，乌头碱是有毒性的，所以国家药典按西医的成分论认为附子有毒，对附子的剂量有严格的限制。可传统医学正是用药性之偏来纠正人体阴阳的偏失，偏性越大的药，药性也越大，于是在附子的应用上，各家意见不同。

张仲景是使用附子的高手，《伤寒论》中用生附子的方剂有干姜附子汤、四逆汤、茯苓四逆汤、通脉四逆汤、四逆人参汤和通脉四逆加猪胆汁汤等，其用量均不超过一枚，主要作用是回阳救逆。用炮附子的方子更多，如附子汤、真武汤、麻黄附子甘草汤、甘草附子汤、桂枝附子汤、去桂加白术汤、桂枝加附子汤、桂枝去芍药加附子汤、芍药甘草附子汤、附子泻心汤等方。这些方子用好了，都有奇效。

用附子的前提一定是人身体有阴邪、寒邪，这两者最能损伤人体的阳气。而附子为什么能治病？因为它能产生能量，而且是热能，能把死人从生命线拉回来，所以有点"核能"的意思，可一旦用错了又会死人，这就是大能量的两面性。即能量大的，要么救你，要么害死你。最关键的是看这个掌控"核能"的人，也就是开方子的医生。而病人也要明白的是：开对了方子，大黄、附子能救人无数；开错了方子，人参、地黄、虫草也能害死人。但人生可悲的是：人参、地黄，害死你，你还感恩戴德，认为死前大补了一回。而若附子、大黄救了你的命，你还是觉得别人给你下了猛药。所以，未来，真正敢于直面人生的医生会越来越少，因为医生也要自保啊！我这么苦口婆心为什么呢？就是为了让大家学会自救，真把自己救了呢，自然大喜。我和一些学生也试着往中毒那儿努力过，吃到过全麻的境界。奇妙的是，没病时，150克没撂倒；有病时，50克就全麻了……所以，用药的关键还在于医理。

前面说了，寒邪、阴邪，最能损伤人体的阳气。重寒、大寒侵袭人时，往往能够长驱直入，直中人体三阴经。一旦伤太阴，人就会出现吐、逆等症状，这时，附子理中汤、通脉汤有奇效；伤到厥阴，就会导致挛痹、寒疝、此时当归四逆汤有奇效；一旦伤到少阴，严重的，可能会出现失音、耳聋、目盲，这时，麻黄附子细辛汤、白通汤有奇效。这些药方中，除了当归四逆汤中没有附子外，其余都用到了附子。

2004年以后，中国一反先前的寒凉派，出现了扶阳派，扶阳派喜欢重用附子，因为它是阳中之阳，真的可以治大病。《扁鹊心书》说，保命之法：灼艾第一，丹药第二，附子第三。中国的药典如果以西医的成分论为标准，那很多中药都不可用了。

现在的中药系主要学的是化学，只要一听附子内含乌头碱有毒，所有的学生就再也没人敢用附子了，于是，治病就成问题了。关于乌头碱的问题，我曾咨询过一位化学科学家，老先生说：附子，有个很重要的煎煮问题，在80摄氏度的时候，乌头碱会达到峰值，100摄氏度以后，毒性便开始衰减，然后，其提升肾阳的功能才能显示出来，所以久煮是必须的。四川范中林老中医也善用附子，他治疗尿毒症，有时附子用到1斤，但他要煮48小时，疗效非常好。若10～50克之间，煎煮90分钟即可。过去的老中医都不玩虚的，做工都极扎实，亲自煮药，亲自尝药，范老先生一直隐居蜀中，活到94岁。

过去，郎中也走偏门，最好骗的就是富人，因为富人虚荣心重，太便宜、太容易得到的东西，他不稀罕，他稀罕的都是《红楼梦》里那种："蟋蟀一对，须原配。"非得开全世界都难以找到的药，才显得自己有钱，其实这就是玩虚的，骗钱而已。也就是这些人毁了中医。现在呢，是那些不会把脉、只会卖药的医生在毁害中医。真正的方子都是大道至简，张仲景《伤寒论》里的方子大多3～7味药组成，现在动不动就开30味药给你的人就不是开方子，里面还有藏红花、虫草等的，不讲君臣佐使，一堆昂贵的乌合之众，索性就别吃，因为只是卖药拿提成而已，不肝肾损伤才怪呢！切记！切记！这世上，好医生靠诊费，庸医靠卖药。

总之这一段特别重要，很少有人细细讲，所以在这里我总结一下：味里面有气，每一味里面都有温凉寒热四气。比如说同是辛味药，也分四气——石膏寒，桂附热，半夏温，薄荷凉。

中国古代关于中药的书，前面就说两件事，什么味，什么气。

比如石膏：味辛、甘，气大寒，体重而沉降也。阴中之阳，无毒。入肺、胃、三焦。

桂枝：味甘、辛，气大热，浮也，阳中之阳，有小毒。入足太阳之腑，乃治伤寒之要药。

半夏：味辛、微苦，气平，生寒，熟温，沉而降，阴中阳也。入胆、脾、胃三经。

薄荷：味辛、苦，气温，浮而升，阳也。无毒。入肺与包络二经，又能入肝、胆。古代有一个方子，叫"薄橘茶"，专治那些感伤外邪，又带气郁，且不肯服药的人，可以用薄荷3克、茶3克、橘皮3克，滚茶冲一大碗服下。可以见薄荷之奇效，薄荷不只是善解风邪，尤其善解忧郁。

你看，这四味药都属于辛味，但气不同，所以沉浮升降不同，所入经脉也不同。真正学中药，要学这些，研究中药也要研究这些，而不是学化学。可这些对人的要求高，要练功才能体悟经脉气道和药性的升降沉浮，但这确实需要灵性和刻苦，所以，这个也没人学了。

学传统医药，从什么入手呢？我刚到中医药大学时，年轻力壮，连病都没有，根本没机会体悟中医或西医，但既来之，则安之，便虚心讨教何为中医经典？这是我的学习方法，无论学什么，先从经典入手。一位糊涂同事告诉我，《黄帝内经》《本草纲目》是经典。于是我就买了一本《黄帝内经》，买了一套《本草纲目》，《本草纲目》又厚又贵，字又小，我居然从第一页读到最后一页，还做了好多笔记。后来才知道中医的经典是：医理要学《黄帝内经》，脉学要学《难经》，方剂要学《伤寒论》，药性要学《神农本草经》。虽然读《本草纲目》，算走了点弯路，但也不是没有收获。暂且不论李时珍的医术，这本书算得是一本百科全书，李时珍一生的心血也在里面了，凡是拼了性命写的书，总有可圈可点的地方。首先，他条理清晰，每味药，先解释名称，叫"释名"，其次有"产地""性味""归经"等，其中，"释名"是他最独到的地方，比如当归，因为是妇科要药，归于肝经，所以叫当归，另外又有别名叫"文无"，即古代"相赠以芍药，相招以文无"典故的由来，就是：我想和你分手，就寄你一片芍药；我想让你回来，就寄你一片当归。这就是李时珍《本草纲目》里面的妙笔。写尽了中国人艺术生活化、生活艺术化的妙境。

其实在中国古代，有一批人值得关注，就是科举落榜者。中了科举的呢，都去当官了。落榜的呢，要么一生关注某一学问，比如李时珍，写了《本草纲目》。还有些呢，造反了，比如黄巢、洪秀全。再有一些呢，出世修行了，比如道教的张道陵等。这些人，也聪明，但就是不按常规出牌，所以考试的时候会出问题，他们在社会上，也是桀骜不驯的。这其中，李时珍的人生是走得最稳妥的，也是因为李时珍身子弱，一生只干自己喜欢的一件事，所以最后比那些科举的秀才还成功。现如今，不管大家出于什么目的，能在自己的专业外，有一个中医文化的喜好，并且专注于此，对自己的一生也是一个不错的交代。古代的秀才都得略通医道，因为医道即孝道，再有传统文化的底子，就是"秀才学医，笼中抓鸡"，没个学不会的。学问大的呢，比如苏东坡，出过《苏学士方》医书；一般学问的呢，也能靠医理自保。

三

壮火之气衰,少火之气壮

> 壮火之气衰，少火之气壮；壮火食气，气食少火；壮火散气，少火生气。气味辛甘发散为阳，酸苦涌泄为阴。
>
> 阴胜则阳病，阳胜则阴病。阳胜则热，阴胜则寒。重寒则热，重热则寒。寒伤形，热伤气，气伤痛，形伤肿。故先痛而后肿者，气伤形也；先肿而后痛者，形伤气也。
>
> 风胜则动，热胜则肿，燥胜则干，寒胜则浮，湿胜则濡写。
>
> 天有四时五行，以生长收藏，以生寒暑燥湿风。

壮火之气衰，少火之气壮；壮火食气，气食少火；壮火散气，少火生气。

马上要讲的这句"壮火之气衰，少火之气壮"太重要了，大家一定要背下来。"壮火之气衰"，这个"之"到底是什么意思？这个"之"是"导致"的意思，因此，这句翻译过来就是：大火会导致气衰，小火会导致气壮。火，在身体里又是阳气的意思，所以，也可以翻译成：亢盛的阳气导致元气的衰败，微阳却可以壮大元气。

最简单的一个例子，就发生在前两天。一个学员给我发私信说："曲老师早上好,我母亲得了脑梗死,跟您分享一下昨天我给母亲艾灸的过程。按您说的,除了中脘关元,我又大胆地配加了几个穴位,第一个启用了胆经的阳陵泉,您说过,十二经络取决于胆经,而且阳陵泉是合穴八脉交会处之一,第二个选中脘穴,第三个选血海穴,因为母亲的舌中看到有瘀青,第四个选足三里,第五个选了内关,母亲有高血压,第六个选了神门,母亲精神不高,第七个选了三阴交,母亲有血脂,第八个选了关元,第九个选百会,第十个选涌泉,结束。晚上睡觉观察母亲睡得很安静,起夜一次,早上起来心情很好。请老师指正,我有哪些不对的地方。"这么理直气壮的,哪里是征询我的意见,俨然就是等我夸她呀!我只能稍微点一下她说:"凡事简单点好,灸太多穴位,也耗散元气。"她说:"果然累,不仅妈妈累,我也累。但老人家睡好啦,感觉也挺有成就感的。"我笑笑,没吱声。第三天,那人又来私信说:"今天把妈妈送进医院了,不知为何,老人昨天下午出来阳台看太阳,站在门口突然感觉全身无力软下去,幸好没有倒地上。"我说:"大火会导致气衰,小火会导致气壮。你做过头了。你内心只想听自己的,没想听老师的。"

其实,这是所有初学者的毛病,贪多,"我执"重,又自恃聪明。她的初衷是好的,想把她妈妈的病都治了,而不明白我只让她灸中脘、关元的深意。艾灸中脘,人的消化系统会运转起来;艾灸关元,让吸收系统发挥作用,这就是从气机上解决全身的问题,消化吸收都好了,其他的问题都会一点点地得到解决，好比一堆乱麻，先拎出个头来，后面一抖就可以了。而她呢，犯了所有初学者用力过猛的毛病，以为药能治病，就多加了很多穴位。方剂，比如通脉汤方子里就三味药，附子、干姜、甘草，就是从气机上入手的方子，吃好了，心脏病、血脂高、血压等通通能好，可初学者不明其中机窍，急于消症状，于是，加了消血脂的药、又加了降血压的药，又加了治心脏的药，又加了治疗失眠的药……总之，老人家说多少个症状，就按中药学加多少药。现在的庸医就这个思路，有多少西医病名，就加多少种药，假如每一个病名下加4味药，8个病名就32味药了。我见过最多的一服药里有将近100味中药的，这种人是卖药挣提成的，不是治病的，如此下去，只会扰乱了人体气机，非但病治不好，还可能连累了身体，连累了肝和肾。其实，那人老母亲的晕倒，只是自保，包括前一夜的嗜睡，也是自保，被耗散得厉害了，只能靠睡眠来保命。所以，一定要记住这句"壮火之气衰，少火之气壮"，宁可小火慢慢养着，也别一把大火烧毁了一切。生命也同样，为什么运动员不见得比普通人长寿？原因也在此，他们是天天大火；老百姓呢，小火慢熬，雕刻时光。

《黄帝内经》怕你不懂这句话，后面就接着给你解释。壮火，怎样呢？"壮火食气，气食少火"，第一个"食"，是侵蚀的意思，即壮火侵蚀元气；第二个"食"在语法上为"意动"，一般翻译成"以……为食"，即元气以少火为供养。《黄帝内经》讲到这儿了，还怕我们不懂，接着又往下解释，

> 大火耗散元气，少火增补元气。

这就是古人的慈悲，经典的慈悲，就是一定要让我们明白他在说什么。"壮火散气，少火生气"，即大火耗散元气，少火增补元气。总而言之，后面的话都在解释第一句话："壮火之气衰，少火之气壮。"这就是古书的读法。我们要能记住这句话，对开方子、艾灸、按摩等，对日常生活，都是非常有益的。

其实，凡是耗散正气的，都属于"壮火"。比如用红豆薏米去湿，大人吃得，小孩吃不得，红豆薏米对小孩就相当于壮火，因为他不仅消化吸收不了，还耗散他的气。小孩为什么要吃松软的、略甜的食物？因为"甘则缓之"，要让小孩的气，缓着点用，别过用，因为他的气和血在这个时候，最关键是要发育脑子、骨骼，现在资料表明，约在怀孕的第8周，大脑皮层就约略可辨，大部分脑神经细胞都在出生前分裂形成。在第10～18周增加极快，是脑细胞生长的第一个高峰。到第23周时，大脑皮层的六层细胞结构已成型。出生时，脑重350克左右。生后第一年，脑的发育极快，在出生后第3个月出现大脑发育的第二个高峰，这主要是神经胶质细胞的分裂，1岁末脑重猛增到1000克，7岁时1300克，成年时1350克。至于脑神经细胞停止分裂的时间，多数学者认为在2岁左右。由此可见，对脑的发育来说，出生后决定性的时期是在0～2岁，尤其是6个月以内。从智力发育来看，据美国布鲁姆研究测定：如以

17岁少年的智力发育水平为100%，那么4岁时已有50%的智力，8岁就有80%的智力，可见童年是大脑和智力发育的迅猛时期，所以，这时候尤其要知"养"，不可以让孩子的脾胃受伤，或因乱服药物而破坏了孩子的快速成长。

壮火，不单指阳亢。发大脾气也属于壮火，艾灸过度、按摩过度、扎针过度、吃药过度，统统是壮火，总之，任何情况下都不要让你的生命处在一个"壮火"的状态。"壮火"是伤害我们的，"少火"是养我们的。我们天天听养生，但很少有人告诉你这句话：少火才养你，养生就是"养少火"，养生就是减弱壮火，这才是养生真正的秘籍。一切慢慢来，让生命慢慢燃烧。

有时候，我想，中国传统文化就像瑞士手表，是一秒一秒雕琢出来的。传统文化是慢文化，是少火文化；现代文化是快闪文化，壮火文化，二者没有办法结合，气不同，味也不同。中医药没有办法精简，药要年年种，少一气，少一季，都不成；换地方种植也不成；切片不讲究、炮制少程序，药，就不是那个药。它的成熟美丽，是靠时间熬出来的，只有这样，它才珍贵，才能真正地服务于人。只要社会一提出恢复传统文化，把中医药现代化，我就心里暗中叫苦，因为这是把中医药快速逼上死路的方法。悄悄地，不管它、不理它，它还能按照传统慢慢走，慢慢展露芳华，一介入、一插手，一沾上铜臭，它就变味了，就离死不远了。传统文化就是生活的艺术化，就是学会雕刻时光,就是慢慢悠悠地来,比如说茶道、香道,哪一步没做到,就没品位。好比插花,心情不同,插出来的样子也不一样,上面的气也不一样。然后还得选瓶器,是选梅瓶,还是选陶罐,都要有气的搭配。生命若能慢到极致,也就有艺术的味道了,是文一道又粗又傻的直眉,还是一根一根地描画眉毛,出来的感觉是完全不一样的。

什么都需要一个气化的过程,什么都需要时间,我们现在做的一切,就是想消灭时间、消灭过程。用什么消灭时间、消灭过程呢?用钱。但现如今,你若真得一场大病,才会知道钱也起不了大作用。若钱真能解决一切,有钱人就不会死了。现代人不问医,只求药,不知病要好起来,也得一分一分地好。有人说,我可以花更多的钱买一个更灵的药,这就是愚痴。有一位女老板,中年得子,儿子4岁时发烧,反复不愈,她很着急,大夫便说,有一个进口针剂,一针即可退烧,但一针就得5000元钱,她说没问题,有钱。一针下去,烧退了,孩子瘫了、聋了,母亲疯了。这,就是用钱消灭过程得到的天惩。

要想学会自救,首先要明白:时间才是化解万物的良药,有钱不见得能拿到好方子。况且,钱上带的念力、业力太多,它可能带给你一定程度的自由,但过分地依赖金钱,会导致邪恶。其次就是明医理,比如发热,原因有二:要么外感,要么内伤。外感热病即伤寒,其中,发热也分几种:寒中太阳,则多恶寒发热,可用桂枝汤、麻黄汤等;寒伤阳明,则多蒸蒸发热或潮热，可用葛根汤等；寒中少阳，则为"往来寒热"，就是一会儿冷一会儿热，可用小柴胡汤等；寒中少阴，则发热有寒化热化之分别，还有兼证及阳气渐复发热之不同，等等，可用四逆汤、白通汤等。上述诸发热证，性质各不相同，并且不论高热低热，均有一定规律性，都可按六经辨证施治。学自救，就是学这个，就是把道理弄清楚以后自己救自己，谁也别信，更别信钱。

气味辛甘发散为阳，酸苦涌泄为阴。

这句就是说药性中气味辛甘的，主发散，为阳；气味酸苦的，主涌泄，为阴。

这一篇叫《阴阳应象大论》，反复在谈阴阳，从各个角度，从壮火、少火，从气厚、气薄，都在讲阴阳，要很好地去领会。古代名医张从正认为，病在里者，属阴分，宜以苦寒之药，涌之、泄之；病在表者，属阳分，宜以辛温之剂，发之、汗之。其用药也不外于此，五积在五脏，有常形，属里，宜以苦寒之药，涌之、泄之；六聚在六腑，无常形，属表，宜以辛温之药，发之、汗之。但也有表热而可用柴胡之凉者，就好比热积而用疏泄的方法；也有里寒而可用姜附之热者，就好比重寒而用宣散法。

阴胜则阳病，阳胜则阴病。阳胜则热，阴胜则寒。重寒则热，

重热则寒。寒伤形，热伤气，气伤痛，形伤肿。

"阴胜则阳病，阳胜则阴病"，这里应该是"阴（邪）胜则阳病"，阴代表气的凝聚，过于凝聚就是阴邪，就是肿瘤，就是阳气虚亏，辛散不足。"阳（邪）胜则阴病"，阳代表气的宣发，过度宣发则是阳邪，体表一虚，人就发热。

从某种意义上说，"阴"和《易经》里的"坤"是可以画等号的，代表着一种沉静、凝聚的状态，但如果过于凝聚了，就不动了，就僵死了，就是邪。所谓"厚德载物"也是要有生机的，德厚，则能忍辱，而载物，亦是化物。光忍辱，而不能化物，是没有用的。身上堆一堆垃圾，貌似是殉道者，其实并无意义，反而会让垃圾猖狂。阴，不仅是"收"，还得"藏"，所谓"藏"，就是"化腐朽为神奇"的过程。能把垃圾变成精华，才是"坤德"的力量，才是被人类赞许的力量。真正的神，是能承担人类的恶，但依旧光芒万丈。我们要修的也是这个：看透人性，勇于承担，但依旧干净，有温润的光芒。

如果阳气虚弱，而阴又没有自化的能力，就是"阴邪胜"。所以"化"这个字最牛，《诗经》通篇都在讲风化，在讲用诗性起到"润物细无声"的作用，感化我们的性情。《黄帝内经》也在用阴阳来给我们讲如何化五脏六腑的性情。五脏为阴，性贪。贪，不怕，但要把贪来的东西化成精华，才算本事。那么，谁负责这个"化"呢？六腑。所以六腑病，就是阳病，身体就会出大事。

"化"字就是左边一个人,右边是一个颠倒的人。所谓的"化",就是把一个人彻头彻尾地改变。我们现在每天都化一点,哪天觉悟了,彻头彻尾改变,就成为新人。所以又如《大学》中所言:"大学之道,在明明德,在亲民,在止于至善",就是义理之学都是在讲阴阳,其目的就是让我们变成新人。所以,天底下的东西都是相通的,关键看你是否看得懂。

阴邪之所以胜,就是阳病,阳气不能气化,阴邪才凝聚。我原先说过,只有经过自己气化了的东西才是自己的,食物经过气化,才能变成生命的精华;水,经过气化,才能变成"津液"。实际上,真正滋养人的,不是水,而是津液。人,发烧了,要想治愈发烧,就得通过出汗的方式,把体表宣开,但汗为心液,只要出汗,人体内部的津液就受伤了,所以,桂枝汤的配伍就提前把这事做周到了,里面的大枣就是在直接补津液,生姜既开表,又加强气化。所以古人做事,既周到,又有理有法。

关于大枣补益"液"的问题再多说几句。液不足,对肾不好,对脑髓不好,对骨头不好等,能最快补足体液的,就是大枣。这就是为什么治疗发热的中药方子里,总有生姜、大枣的影子,比如桂枝汤、葛根汤等。因为高热必伤津液,所以用大枣补津液。前面讲过的十枣汤之所以要用十枚大枣,也是在峻泄水邪后大补津液。液,实际上就是营养液,是太阳小肠气化后的东西,身体里重要的不只是气、血,还有液。西医治疗腹水,就是抽腹水，不知也将人体之液抽走了，正气缺失后，腹水会愈加凶猛，最后必然不救。中医用十枣汤治疗腹水，逐邪水的同时要用大枣补正气之水。这也是中西医理论上的差异。

所以，凡辟谷者，每日7～12枚大枣吃着，还算对得起这个身体。再有补气之法，应该无虞。若将大枣炭火烧过，既去了大枣生湿的作用，又苦降而利脾胃，才是大枣在日常中最佳的用法。

作为最大的两个从外部直接进入身体的东西，食物和水，是食物好化，还是水好化？一定是食物好化，因为在腐熟食物的过程当中，已经对其中的水进行了气化，比如蒸米饭，最后只见饭，未见水。而直接去气化水，则难度有些大，要耗散大量阳气才能做到。人体脏器中有很多功能是在进行水液代谢，比如少阳三焦，比如太阳膀胱和小肠，之所以中医说"膀胱与肾相表里"，就是说如果没有太阳膀胱经的气化作用，肾液就会有问题。肾液分两种，一是唾液，二是尿液。唾液是气化的精华，故能上升；尿液不是水，西方把尿液分两种，一种称原尿，指血液流经肾小球时，血液中的尿酸、尿素、水、无机盐和葡萄糖等物质通过肾小球的滤过作用，过滤到肾小囊中，形成原尿。当原尿流经肾小管时，原尿中对人体有用的全部葡萄糖、大部分水和部分无机盐，被肾小管重新吸收，回到肾小管周围毛细血管的血液里。原尿经过肾小管的重新吸收作用，剩下的水和无机盐、尿素和尿酸等就形成了尿液。在西医里，中段尿液也有治疗作用，比如在野外被划伤，伤口都会有许多病菌，如果没有消毒药品，可以用中段尿液清洗伤口。中段尿在正常情况下，基本可以认为是无菌的。在紧急情况没有清洁物的时候，可以用中段尿冲洗伤口，起清洁作用。但注意不要使用刚排出的尿液清洗伤口，不要储存尿液备用。而《伤寒论》中的白通汤兑入的尿液也基本选择的是中段尿。但它的原理是借用尿走熟路的特性，引诸药下行的作用。总之，大量喝水不仅增加了生命的气化作用，而且对肝肾的损伤非常大。现在人想用大量喝水起到排毒的作用，那前提一定是阳气足，否则不仅不能排毒，还会造成尿潴留。

所以气化的能力是非常重要的，当你身体没劲的时候，或者当你身体里阳气虚弱的时候，你身体的阴会快速地凝聚。癌细胞就是细胞的无序生长，这种无序生长在我们生命中随时都可能发生，大家一定要记住，因为身体是自足的，只要它发生，那么消除它的力量也在发生。

"阴（邪）胜则阳病"，其实就是阳气的气化能力不够了。"阳（邪）胜则阴病"，"阳"就是气化、宣散，阳邪就是过度宣散。我们一定要记住，"阴"主凝聚，"阳"主散。阳邪过于宣散，阴就收不住了。春天好多人无端发火，好多人莫名其妙跟人打架，说翻脸就翻脸，这就是散，是因为你里面阴抓不住、拽不住这火了。春天高血压的病人也明显增多，都是因为身体"阴"

的力量不够了。阳气过散的话，其本质在于阴精不足。

"阳胜则热，阴胜则寒"，阳邪胜，则热，发作出来就是狂躁症。阴邪胜，则寒，表现出来就是抑郁症。知道了原因和方向，病就好治了。抑郁症就是阴邪胜，用"阳"给它化一化、散一散。阳邪胜，就是阴精不足，那就给它补一补、拽一拽。

> 阳邪胜，就是阴精不足，那就给它补一补、拽一拽。

关于狂躁症，《素问·病能论》里有段很有趣的描述。"帝曰：有病怒狂者，此病安生？（这病是怎么来的？）岐伯曰：生于阳也。（因为阳邪太盛。）帝曰：阳何以使人狂？岐伯曰：阳气者，因暴折而难决，故善怒也，病名曰阳厥。（阳邪太盛，因为突然强烈的刺激，气厥而上逆，使人怒而发狂，此病叫作'阳气厥逆'。）……帝曰：治之奈何？岐伯曰：夺其食即已。夫食入于阴，长气于阳，故夺其食即已。使之服以生铁洛为饮。夫生铁洛者，下气疾也。（禁止其饮食就好了。因为饮食入胃，食积生热，人更狂躁，所以最好先饿着他点。同时，再用生铁洛煎水服之，因为生铁洛可以让上面飘浮的虚火快速下沉。）"生铁洛为什么有这个疗效呢？因为生铁洛属于重金属，可以重调元气，有重镇安神之效，所以古代治疗狂躁症要么食用"生铁洛饮"，要么服用朱砂。其实还有一个办法，就是直接拿艾绒放在关元处烧一烧，也就是火灸几壮，病人很快就安定了。这些都是引火归元的好方法。

几年前曾见过一个从安定医院出来的青年，成天打爹骂娘，手淫过度。一见面，我就说："把手机拿出来。"他说："干吗？！"我说："删吧。"他很不情愿地删着那些黄色图片和视频，一边还说："能留个日本的吗？我喜欢。"我说："不行，都删掉。"明知道晚上他就把那些都又找回来了，还是得让他删，就好比扫地，能干净会儿就干净会儿。然后让他吃药，并且让小大夫给他火灸中脘穴、关元穴，任凭他夸张地大喊大叫。这还不成，还得把他不老实的手占上，让他干吗呢？今天擦地，明天擦窗户，总之，白天累得要死，晚上睡眠就好了起来，也没劲再看那些淫秽的图像了。来来回回折腾了两个月，他终于变成了一个快乐阳光的青年。但这样还不成，还得给他找好朋友，找工作——这种被惯坏的孩子如果没有良师益友，很快就又变回去了，所以要给他找他佩服和尊敬的好朋友；而找工作，是培养他的兴趣习惯和自食其力的能力。把一切都安排好后，还给了他一个大红包，说是他这两个月来擦地、擦玻璃的工钱，让他知道有劳动才有收获。这，才叫"扶上马，送一程"。所以说，治病，哪有那么容易？！成天跟不正常的人打交道，与病魔战、与人性战，最后，还得帮人帮到底，以免他病情反复。

"重寒则热,重热则寒"，这句讲病象的变化转折。其实就是前面讲的"寒极生热，热极生寒"。"寒极生热"，从病象上说，就是寒邪凝聚到了极点就会出现"阴盛格阳"的躁动，出现发散发热的征候。大家一定要记住，生命是有假象的,我们一定要学习辨识真象,如果寒邪特别重,会把热给逼出来,人也会显出热象,就是大寒证也会有热象。曾在书里读到这样的医案:某老干部高热一个多月不退,各种抗生素都用过了。最后只好延请中医会诊。自古名医就顾忌给官员看病,大不了上点补品完事。且说给这位官员看诊,大家虽各抒己见,实则观望以自保。最后某大师发现一细节,就是这位高烧的官员平时喝的是开水,若非体内大寒,不至于此,于是大师力排众议,用几服大剂四逆汤,高热应时而退。

为什么寒到极点,会逼出热来?如果我们的身体里已然一派阴霾之象,人体一定会自保,自己激发出热来把它破掉,这时人体自保功能开始发挥作用,再不自救人就完了,如果再这么寒下去不就死了吗?所以人会拼着老本,来激活生命。这时的老本就是少阴心肾,甚至是元气,所以高热如果是无菌性的,就令西医很棘手,而中医理论在这方面就非常高级。

"重热则寒",如果人体内部热邪到极点,就会出现体表寒象。太阳之上,寒气制之。如果身体像个要爆炸的炸弹,太阳体表就要激发出极大的凝聚力量把它包住。寒到极致就是战栗的"栗",就是浑身打哆嗦。谁主"栗"呢?浑身打哆嗦是哪儿的病?起鸡皮疙瘩是哪儿的问题?有人说"肺主皮毛",但起鸡皮疙瘩是毛鞘都鼓出来

▶ "重热则寒",如果人体内部热邪到极点,就会出现体表寒象。

了，等到后面我们会讲到"肾，在变动为栗"，即战栗属于北方肾的病变。肾主恐，这就是热邪到极致时，也要调元气来平衡了。所以要判断"真寒假热"，还是"假热真寒"，需要医生的真功夫。

有一位上市公司的药厂老总，一年嗓子要哑掉好几回，也是佛医、道医、西医、中医全看遍了，就是好不了。我说："这还不简单，一是你脾气大，二是里面有寒证。"他说："难道不是火证吗？外面所有的医生给我开的都是降火药，但一直反复难愈，所以我认为一定是思路出了问题，否则将来会出大麻烦。"果然是聪明人。我说："那你能接受全都发出来的治法吗？万一喉咙全部都肿胀封住了，你会害怕吗？"其实这只是吓唬他，但有时候必须把丑话说前头。他笑了，说不会。什么是明白人？就是知道如果一条路走到底了，就该转头。

嗓子的问题是大问题。中年人的咽喉肿痛嘶哑，一般是阴寒证，总用寒凉药灭火，就是寒上加寒。大家不要小瞧嗓子哑这件事，嗓子哑是大事，等我们讲到《宝命全形论》篇时，说人要死有三个象，其中之一就是嗓子哑，叫"其音嘶败"。人快死的时候，先前说了，肝经是最后灭绝的经脉，而肝经主要走嗓子，因此，嗓子嘶败，是一个坏象。

"寒伤形，热伤气，气伤痛，形伤肿。故先痛而后肿者，气伤形也；先肿而后痛者，形伤气也。"这句是说寒邪伤害人的形体，热邪伤害人的气分。气分受伤,就会因气脉阻滞,使人感觉疼痛;形体受伤,就会因为肌肉壅滞而肿胀。因此,凡先痛后肿的,是因为气病而伤及形体;先肿后痛的,是因为形伤而累及气分。

"寒伤形",就是寒闭其表,是说只要天一冷就对形体、皮毛有影响,伤皮毛就伤肺气,人就会咳嗽以自保,通过咳嗽把寒邪给宣出去。吃对了药,会先吐白痰,也就是寒痰,等肺有劲了,就变成黄痰,黄痰吐干净了,就好了。

"热伤气",就是热蒸其里。我们的生命,在什么状态是最好的?一定是少阳相火的状态最好。在生命里,属于少阳的经脉是三焦和胆,三焦的"焦"字,上面的"隹",代表小鸟,下面的"四点水",代表"火",烤小鸟的火一定不能大,所以,三焦系统就是一个温熏的系统,而不能是个火热的系统,也就是我们身体里这个腔子一定是温暖的,而不是火热的。如果火太大,热气蒸腾,就是"壮火之气衰",生命就会快速消亡。永远要记住这个概念:壮火伤害生命,少火将养生命。

"气伤痛",如果火伤了气,气脉阻滞,人就会痛。只要身体还能感知"痛",就说明"精"还足。"痛"字,里面是一个甬道的"甬",所以"痛"就是甬道不通,经脉被憋,经脉通了,就不痛了。"疼"字里面是"冬",所以"疼"指寒邪凝聚。其实,人对疼痛的感觉是不同的,骨强、筋弱、皮肉厚且松弛的人耐痛力强。肌肉结实而皮肤薄者,不耐痛。疼和痛有轻微差别,疼是寒邪，喜欢人用手热敷，所以可以用热敷法；而痛，一定害怕人碰，一碰就烦躁，并大呼小叫，比如妇女经前乳房胀痛，碰不得，所以调理要用轻轻的疏通法。

咱们总结一下中医医理对人体感觉的认知：

痛是精足，而经脉不通。

麻，是气过来了血过不来，强壮者可以偶尔用梅花针放血法。病在深处还须用药。

如果气也过不来了，血也过不来了，就是"木"，久之凝成血栓，脑血栓病人前期"木"的症状明显。其实木是最可怕的，按在身上没有感觉。

而"酸"，是因精不足而无法生发，即为酸楚。什么叫"酸"？酸就是精血生发不起来。比如说我有本事，你也有本事，但你的能力不如我，可是你升得比我快。因为领导宁愿喜欢听话的，也不喜欢有本事的，所以我心里有点酸，这个酸，就是我也有这个精，但是没人提拔我，气不足以调精，就酸。酸和痛，是完全不同的概念。酸，是有劲使不出来，有精无气；痛，是经络不通。酸时就按揉按揉，按揉就相当于抚慰和劝说，别较劲啦，这是命呀。渐渐地，气就平了。气若不平，慢慢就形成瘀堵，就是"痛"。久痛加内心怨毒，就恶化，或成"癌"。"辛酸"一词，辛味为散，酸为收敛，辛酸就是一种欲生发而不得的被困住的感觉。

胀，是阳气不足，水湿无法代谢，运化无力，湿气泛滥，则胀。水湿初起，在上眼皮；发展途中，则咳嗽，咳嗽是想把湿邪宣出；等到出现面色苍黄，阴股间寒冷，脚踝肿，腹大时，水湿已成气候，则难治矣。湿邪滞留于肠外，则是息肉；在子宫，则为囊肿、肌瘤。

痒，是人体最细微的感觉，只有心能感知。"诸痛疮痒，皆属于心。"当气血不能到肌肤表层时，则痒。一抓一挠，气血一过来就不痒了。

人为什么喜欢拥抱？因为平时人老紧张着，皮毛不舒张，犹如动物之警惕，一拥抱打闹，皮毛就开了。所以，没事时，多抱抱。

过去皇家嫁女儿多送"如意"，其实"如意"源自"痒痒挠"，脊背有痒，手所不到，用"如意"搔抓，可如人意，因而得名。女儿对父亲意义重大，嫁之不舍，即凭什么便宜了那小子，不嫁呢又留不得，留久了女儿闹腾。所以老丈人送女婿"如意"，就是希望女婿对女儿贴心如"痒痒挠"，解其不舒，快其心意。

我经常说中医就是诗意生活，这种感觉的细化，非中医，还真无法描述出其诗意，这种感觉细微的特性，就像绘画一样，疼痛麻木都有了颜色。疼痛如黑紫，痒麻像粉红，木胀如暗黄……因此，我觉得搞艺术的不听《诗经》、不听《黄帝内经》，就没法搞艺术，就错失了最原始的一种情感、温度、色彩表达，"蒹葭苍苍"，这"苍苍"你怎么画？苍色，一定是一个过渡色，一定是从黑到白的过渡，其实就代表了一种心灵的过渡。甚至不学《诗经》，就没法学中医，如果感知能力低级的话，你是没办法体会生命的这种玄机变化的。

气伤则痛，形伤则肿，就是气伤了，气不通就会痛，形伤就肿。

我刚才已经讲过"肿"了，肿胀，是阳气不足，水湿无法代谢，运化无力，湿气泛滥。肿，得调元气消，如果肿了以后消不掉，就是元气不足。

故先痛而后肿者，气伤形也；先肿而后痛者，形伤气也。

先是不通然后慢慢地变成瘀血，气冲不过来，也化不开瘀血，就是气伤了形。"先肿而后痛者，形伤气也"，就是已经瘀肿了，气更加通不过去，就叫"形伤气也"。

风胜则动，热胜则肿，燥胜则干，寒胜则浮，湿胜则濡写。

这段翻译过来就是：风邪太过，形体就会动摇、颤抖，手足痉挛；热邪太过，肌肉就会红肿；燥邪太过，津液就会枯涸；寒邪太过，人就虚阳外越；湿邪太过，就会生发泄泻。

其实，这段话，学中医的，无论如何要背下来。我带学生，总告诉学生临症不许乱猜，看到病人的任何症状必须用《黄帝内经》的原文来回答。比如有个人坐在这儿看病，头一个劲地摇晃，你用《黄帝内经》里的哪句话告诉我？就是这句话，"风胜则动"。风是哪个风，最普通的回答是邪风，更精准的回答是肝风。多动症,是哪儿的病?是肝的病,肝精不足,再受风邪,就多动。这时,西医一般当躁狂治疗,病人吃药后,虽然不乱动了,但傻了。

现在老年痴呆那么多,跟用药过度是有关系的。除此以外,还有一种老年痴呆并不是真的傻,而是有一种潜在的"恶",到老时突然爆发了。比如原本人在小的时候,喜欢撒尿和泥,喜欢各种恶作剧,但基本被家长遏制了,到老时终于可以放任自己了。我真见过天性恶的小孩,那个小女孩太奇葩了,绝顶聪明,就是坏,天生的坏,不知道哪儿来的坏。这个小孩可以把她奶奶的戒指藏在她的大便里。可以趁全家人不注意,把油桶推翻,然后点火。可以成天到晚故意在床上拉屎。但现在大多数孩子,被家人管教得把这些小小的坏念头提前关闭了。也就是说,现在的小孩都没活出天性,好的天性没活出来,坏的天性也没活出来,老的时候,正好借着老年痴呆显露天性。小时候敢想而不敢干的事,终于可以肆意干了,最深处、最陈旧的记忆终于爆发了,他开始胡作非为了。这种老年痴呆属于活跃、亢进的那种,又坏、又快乐,会活得很长。另一种老年痴呆就短寿、抑郁、认知功能快速下降,神情呆滞。

对于老人,我们要心怀慈悲,可以任着他们的性子,像哄孩子那样哄着他们。对于中年人,我们则要明辨是非,不能任由他们任性。话说昨天遇到一位女病人,她说了一句话:"我之所以不幸,我之所以离婚,是因为我真性情!"我马上制止她说:"嘿,请别糟蹋'真性情'这三个字!"《诗经》

里讲真性情，但真性情第一条是"思无邪"，第二条才是"真性情"，你没有"思无邪"这个"正"，就别跟我谈这个"真"。真，孩子撒泼耍赖也是真，但你为什么揍他？因为他不正，你不是揍他的"真"，而是揍他的"不正"。现在很多人真性情都是低级的任性，别总说：我就这样，我天性如此。这里面首先要考虑你正不正，发心正不正，这个事才重要，发心才重要。很多人不考虑发心，所以，不管修什么，最好先审视一下你的发心。

正思维太重要了，气，只要过度或不足就是邪，什么叫邪？就是过度与不足。为什么《诗经》好？就是《诗经》一定要讲"情感的中庸"，只要你守住情感的中庸，你就不会得病，所以《诗经》也在讲养生。《诗经》是在给我们讲大方向，讲如何"化性情"。现在讲养生，天天讲吃这吃那，好像按照他讲的去吃去喝就没病了，瞎扯。大病，都关乎情志，天天高兴着，少吃点，没事。都说要跟喜欢的人在一起，其实，是要跟人的长处在一起，短处吗，你可以化他，而不能说他，化不了的，就任凭老天处置，犯不着我们多嘴。好多事，让老天去管吧，我们少管闲事。

"风胜则动"，在中医又叫作"肝风内动"，"肝风内动"有很多表现，比如眼皮跳等，《伤寒论》管眼皮跳叫小中风。为什么会"风胜则动"，就是精不足，精不足人肉就定不住，就瞤动。小孩多动也是精不足，老人手足头控制不住地抖动也是精不足。大家一定要会听病人描述病情，病人有时候描述病情，像故事似的，要找出里面的关键词，比如他说心脏抽抽，就是心悸，然后再通过脉象判定是肝血不足，还是湿重。然后对证开药，吃过药后，拿报告回来，咱们一项一项比对，这样，病人踏实，医生也踏实。

曾见过一个得了淋巴癌、肺癌、乳腺癌三个癌的病人，手术都做了，化疗也做了，音声嘶败，说几个字都得喘半天。让她停了西药吃中药，2个月后再去体检，所有癌指标都没了。而同时跟她一起做手术的人都复发了。有些女人为了保乳，不做手术，却接受放化疗，这也是糊涂。治病千万别㑌，按说有的乳腺癌死不了人的，如果本人已经知道自己得了乳腺癌，索性就做了手术，后期再找中医治疗，不做，就永远是心病。有的人就是不切，放化疗后，四处找中医。你怎么就能保证你找的是好中医，你不要以为花钱多就是好中医，这其实就是脑子愚痴，就是你自己心里的贪念。有些人说老师我就信你，我就信中医。别价！人这脑子，明白时你信我，糊涂时你怨我，我了然人性，别忽悠我。如果已经放化疗的，就索性把手术做了吧，大不了身体好了以后再造一对乳房。我真看见过再造的乳房，有个小女孩特大方，给我看她的假乳，真是完美，完全找不到伤口，她说伤口在腋下呢。难怪有些女演员敢让记者检查乳房，那是欺负记者不知道伤口在腋下罢了。

"热胜则肿",这里面出现几个问题。肿,是什么原因?根本原因在热,红肿热痛,就是热邪憋在里面了,会出现红肿,其实先前只是青肿。人体想用元气把这个肿消掉,但是又消不掉,最后憋在那儿了,就化为热邪。

"燥胜则干",眼干、鼻孔干、阴道干、嘴巴干都属于燥邪太胜,不是燥气,是燥邪。大家一定要清楚,我们的主语一定要清楚,热邪胜,则肿;燥邪胜,则干。

还是讲一下"六气"吧。风、寒、暑、湿、燥、火,这叫六气,这是天地自然之正气,天地本身就有这六气,而且跟节气、阴阳有关。

首先,《黄帝内经》把一年分为六气,第一步气为"风",节气是大寒—立春—雨水—惊蛰。阴阳属性是"厥阴",五运之气为"风木"。

木生火,所以第二步气为"火",节气是春分—清明—谷雨—立夏。阴阳属性是"少阴",五运之气为"君火"。

第三步气为"暑",节气是小满—芒种—夏至—小暑。阴阳属性是"少阳",五运之气为"相火"。

火生土,所以第四步气为"湿",节气是大暑—立秋—处暑—白露。阴阳属性是"太阴",五运之气为"湿土"。

土生金,所以第五步气为"燥",节气是秋分—寒露—霜降—立冬。阴阳属性是"阳明",五运之气为"燥金"。

金生水,所以第六步气为"寒",节气是小雪—大雪—冬至—小寒。阴阳属性是"太阳"，五运之气为"寒水"。

大家看，这其中是一个五行相生的关系，第一步气是风木，代表阴气将尽，阳气正长。木生火，第二步气、第三步气是君火、相火，少阴君火偏于温暖，少阳相火偏于暑热。火生土，第四步气是湿土长夏。土生金，第五步气是阳明燥金。金生水，第六步气从小雪开始，至小寒结束，为太阳寒水。

具体说来，春三月，就是风气当令。风气过度或者不足就变成了"邪"，兼之春天人体里面的气机还没生发起来，所以人体皮毛特别空虚，容易招风，就会得风疹，风疙瘩。这时，很多医生喜欢开"防风通圣散"，对治风证。其实，如果血虚，当归四逆汤或桂枝加附子汤更有效。

天有四时五行，以生长收藏，以生寒暑燥湿风。

▶ 四时，五行，六气。

四时就是春夏秋冬，五行就是木火土金水，用以生、长、化、收、藏。生长化收藏的过程当中，就生出寒暑燥湿风等六气来。

六气皆为正气，太过与不及，才是邪气。春属木，主生，风随之而生；夏属火，主长，暑随之而生；长夏属土，主化，湿因之而生（现在大家有个误区，都认为"湿"不好，都怕"湿"。殊不知，中焦的正气就是"湿",没有这个湿,中焦的运化就会过快,人就会饿得快,恰恰因为这个"湿"的存在,食物在中焦慢慢沤着、发酵着,慢,才能运化出精华,所以这个湿是非常重要的);秋属金,主收,燥随之而生;冬属水,主藏,寒因此而生。永远不要忘了这个五行图,这个图是我们理解生长化收藏的核心。

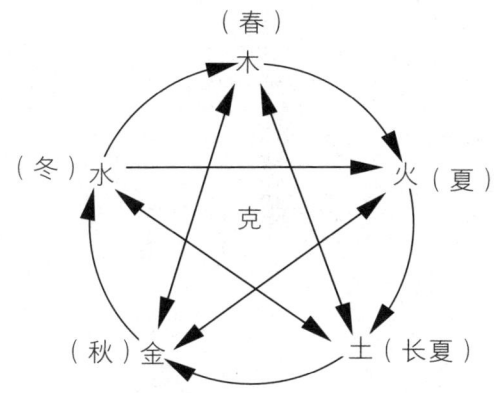

四

喜怒悲忧恐

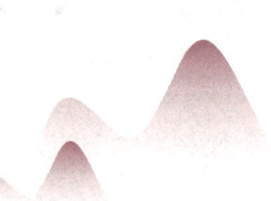

> 人有五藏化五气，以生喜怒悲忧恐。故喜怒伤气，寒暑伤形。暴怒伤阴，暴喜伤阳。厥气上行，满脉去形。喜怒不节，寒暑过度，生乃不固。

这段翻译过来就是：人，也是天地之气化生的。所以，人有心肝脾肺肾五脏，而化五气：肝风、心暑、脾湿、肺燥、肾寒。五气化生五情：喜怒悲忧恐——风生怒、暑生喜、湿生忧、燥生悲、寒生恐。因此，喜怒内伤气，寒暑外伤形。大怒伤阴，暴喜伤阳。逆气上冲的话，就会血脉阻塞，形色突变。喜怒如不节制，寒暑如果过度，就有伤害生命的危险。

人有五藏化五气，

先讲第一句，不知大家想过没有，为什么我们只有五脏，到底是因为地球的本性是一个五行的本性，还是因为我们按五脏来规定了五行？这真是一个有趣的问题。如果我们是按照地球的天地生成的，那外星人的身体结构肯定跟我们的不同。这也是科学家至今都认为生命最神秘、最精密，而且最难以探寻的原因吧？所以说，人为地改变人体基因，就污染了人类的基因链，人类可能就此万劫不复？想想都令人战栗。我们还是不想了，让生命保持"神"一样的神秘和美丽吧。

反过来讲，五气太过与不及又影响五脏。比如2019年是己亥年，这一年中运是"土运不及"。岁土不及，应在五脏上是脾病，所以人会得飧泄霍乱之病，体重腹痛，肌肉酸胀，肝木克脾土，则人善怒。胸胁暴痛，下引少腹，善太息。总之，其病内舍心腹，外在肌肉四肢，这就叫运气病，也就是五运六气病。其实，每年发什么病是个定数，跟天运地气相关。也就是说，往年脾病发作会没事，但这一年就不好过，甚至过不去。甚至，现在西方人也通过数据统计，认为疾病暴发，60%的人是因为"运气"不好。这个运气当属五运六气。

土运不及，就是指这一年的本命、本脏在"脾"。火生土，心火是脾土之母，子弱，一定拖累母亲，所以，这一年很多人的心脏也不舒服。土弱，一定克不了水，这一年肾水会反侮脾土，尿蛋白、肾炎的病人数量，慢慢就上来了。所以说，每年都会有不同的病症出现，而且是定数。

这个定数，更多的是以因果体现，其中大的因果一定与天地之气相关。人身体里一切气的变化，都跟天地自然之气相关，这就叫"天人合一"。中国文化里最精粹的就是这四个字，可是很少有人能讲清楚。所谓"天人合一"，是指你的心气和天上的火气是相应的。如果哪年碰上火气不及，就是心脏病大暴发之年。现在咱们再讲课都难不到哪儿去,最难就是最后的七篇大论,因为那是在讲人生的秘密。哪一年,人会得什么病,一推算就知道了。人的生命就是"四时、阴阳、五行",所以规律就在这儿呢!查老皇历总说今天宜干什么,不宜干什么,宜与不宜,都从阴阳五行来!若能把自己的本命五行搁上去,套上去,你兴许就能对应出些什么,也就知道该小心什么了。但若天天这么小心着,也累。生死有命,富贵在天,随它去吧。

以生喜怒悲忧恐。

这句的要点是,性情都是从脏腑发出来的。这颠覆了我们以往的认知,即,认为性情皆源于环境和教育。《黄帝内经》告诉我们,之所以叫"本性",是本性源于肉身,源于五脏。情是天性,不学而能。藏在心里为性,发出来为情。心在志为喜,肺在志为忧,肝在志为怒,脾在志为思,肾在志为恐。反过来讲,情志的任何波动,无论太过与不及,都会伤害五脏,所以下一句就是"故喜怒伤气,寒暑伤形",这是在讲人之病因有二:一是情绪,二是寒暑。即,情绪都会伤气机,就是阻碍气机;寒暑不调,就会伤形体。而"暴怒伤阴,暴喜伤阳",又是说,大怒这些情绪伤阴,所以伤五脏;大喜会伤阳,也就是伤六腑。

我在火车上曾经见过一个男病人,他的大脚趾不能动,各大医院给他诊断的结果是"神经末梢炎",上激素后无效,只得瘫着回去了。我问他,你在得这个病之前生了一大口气,对吧?他说对。为什么我这么判断?因为他的病灶在大脚趾,为什么大脚趾跟生气有关?因为大脚趾的隐白穴是脾经的起始点,而大脚趾之大墩穴又与肝经相关。人,只要一生气,一定损肝、损脾。因为怒伤肝,思伤脾。同时,木克土,肝木克脾土,生气的第一反应一般不是肝病,而是脾胃病。就好比,人一生气,就吃不下饭,就是脾胃不运化了,滞住了。生气为什么脾胃会滞住,因为人一生气,经脉就拘挛,生气的时候浑身抖,气大,说不出话,为什么说不出话?实际上是因为嗓子那儿经脉痉挛了。大家不要小瞧生气这件事,生气是最堵经脉的,凡大病,一定跟情志有关。你看,人生气时,会说:气得我胃疼,气得我肝疼,气得我心口疼,气死我啦……一层比一层重,人的表达是不会错的。这就是生气对我们生命的损害,生气就会把我们经脉全堵上。而自救就是捶胸顿足,甚至号啕大哭,就是用肺的悲伤来对治愤怒。

▶ 不要小瞧生气这件事,生气是最堵经脉的。

故喜怒伤气,

"喜怒伤气",有人说怒伤气好理解,喜也伤气吗?喜也伤,过喜,神就散了。中国古代有笑死的人,传说牛皋杀掉兀术后,哈哈大笑，当场气绝。这个世界上，有气死的，有笑死的，有吓死的，这三种死法，都是伤了身体三大最核心脏器，心、肝、肾。气死的是肝，笑死的是心，吓死的是肾。

寒暑伤形，

对我们来说，体表最怕寒和热，所以你要调整衣服，为什么"二八月乱穿衣"，就是人要依照自己的体质，调整衣服。

暴怒伤阴，

这句是说凡是发大脾气一定伤五脏。有人说你上面还说伤气呢，这怎么又说伤阴？五脏为阴，六腑为阳。情志源于五脏，因此，要伤，也先伤五脏。六腑为空，主运化，真伤到六腑了，就是大病，比如肠癌、膀胱癌等。

暴喜伤阳。

六腑是五脏神明溜达的地方，所谓"暴喜伤阳"，就是伤了五脏神明，神散，人亡。

今人喜欢谈修行，殊不知，修行，往深了说，是要修"本性"，往浅了说，就修个"情绪"。

本性为何物呢？贪嗔痴慢疑，也来自五脏，其中，"贪"是肾的本性；"嗔"是肝的本性；"痴"是心的本性；"慢"是肺的本性；"疑"是脾的本性。既然是本性，贪嗔痴慢疑，本无可厚非，无贪嗔痴慢疑，人就无法质疑生活，也无法反省。比如说若不贪经典，我们也无法获取真知；若不对邪恶嗔怒，显金刚相，也无法驱逐恶念。若无一点痴念，也修不得此身；若无内心的孤傲，就会随波逐流；若无质疑之力，也无法探索真理。

但过贪，或贪了不好的东西，就会污染、伤害本性。过痴，就会入世太深，走不出心灵的困境。其实过痴，就是傻。比如《诗经》里弃妇、怨妇，天天叨叨自己多么多么辛苦。可爱情婚姻这个事儿，真不是你辛苦就能收获的，那些女人很会写，反复劝诫丈夫：你别老盯着萝卜花，真正有价值的是地下的大萝卜啊。可那些男人对看不见的事物就是看不见，所以这种活不明白就是傻。有的人就会问，你别站着说话不腰疼，万一你也遇到这种男人呢？！我说老天就是对我好，根本不让这种人来消耗我。其实，也是我明白得早，从小就想嫁两种人，一是木匠，手巧话少的男人最贴心；二是军人，正直勇敢，能救死扶伤。所以一遇到两者兼备的人就嫁了。很多女人爱才子，我不爱，因为我就是才子。

再说轻慢，过度轻慢他人，必会伤到肺。得肺病的人，骨子里极为孤傲、认真、较劲、好面子、凡事追求完美，以知识分子居多。还有很多女子，先是轻慢丈夫，丈夫找"小三"后，自己又羞又愤，便患了肺癌，这个在临床见了不少。而多疑的人呢，成天到晚这也不是，那也不是；这也不成，那也不成，最后伤了自己的身体。这，就是本性带给我们生活的伤痛。也就是说，疾病跟人性的贪嗔痴慢疑有关，一旦得病，能意识到去一一对应，并知道如何去修改矫正自我，人，就算觉悟了。

真正能对治贪嗔痴慢疑的，是仁义礼智信。

比如，"仁"对治嗔，仁爱和"将心比心"才能平定嗔怒。

"义"对治痴，繁体的"義"字，上面是个羊，底下是个我，古意是公羊捍卫自己的权利叫"义"，痴，实际上就是通过放弃自我权益，来乞求保护和爱怜，所以，用"义"来对治痴心，才能化掉我们的痴念。

"礼"对治轻慢，礼，就是要把自己高傲的心性降下来，繁体的"禮"字指手捧礼器谷物以敬天，心中能有天，自然不孤傲了，也不敢轻慢别人了。

"智"对治贪，没有智慧，我们就无法明辨是非，就无法抑制那无限的贪念。智一定是从肾精来，千万不要以为智慧是脑子里的事，智慧源于下丹田，叫智慧本能。脑子呢，没智慧，脑子总是觉得这事我能干，我一定要干，然后碰个头破血流回来了，这就是脑子。现今社会的人都是动脑子，而不是动智慧。智慧，首先知道人的生命本能要自保，该躲时就躲，不敢贪，该发力的时候就发力。知道智慧本能一旦发力会有多大力量吗？如果一辆汽车把一个孩子压底下了，这时候孩子的妈妈能把汽车生生地抬起来，那一瞬间爆发的能量和力气，都源于下焦肝肾，绝不是从脑子来的，如果先用脑子判断，是绝对不相信自己有这个爆发力的。学《黄帝内经》最应该学的，就是要分清脑子和下丹田智慧的关系，脑顶是天，天下大乱就是脑子乱，脑子一旦乱了，而本能又不能阻止脑子的乱和贪婪，人就没智慧了，就救不得了。

"信"对治疑虑。信，就是真实，人言为信，是说人的语言要真实可信。可我们现在发现，天下最不敢相信的就是人言了。还是老祖宗有智慧，这个"信"，只有《黄帝内经》解释得好，就是土地的品行，给它颗种子它就能让种子发芽，这就叫有信用，就叫真实。这里面，种子要真实，土地要真实，有一丝一毫的假，就没有"信"。只有真实和诚信，才可以为我们拂去疑虑和焦灼。

大家一定要明白，所谓"贪嗔痴慢疑"和"仁义礼智信"，都不是老祖宗凭空想象出来的东西或概念，而是我们五脏本性的外显，这就是《黄帝内经》最了不起的地方，也就是说：你的五脏什么样，你的德行就是什么样。过去，我们总觉得德行都是外在环境造就的，而对天性所知甚少。学《黄帝内经》最大的益处，是让我们重新觉知了自我，原来，贪嗔痴慢疑、仁义礼智信，都源于我们的肉身，一切好与坏，我们通通本性"具足"。也由此，理解了为什么古代圣贤反复论述"性本善"还是"性本恶"的问题。实际上，我们本性具足，善恶兼备。过去，我们总在外面找寻这一切，现如今，我们不必外寻，只要好好修自我就可以了。修什么呢？修五脏的和谐，用仁义礼智信来平复我们的贪嗔痴慢疑，用正的来压制或克服邪的，不也是生命的要义吗？！正气内存，邪不可干，这句话，对生命、对人生，都一样啊！

学《黄帝内经》，必须儒释道皆通，但如果有的人说自己儒释道皆通，却没有研习过《黄帝内经》，想必不能彻底通透。因为此生，人只带了个肉身来，只在脑子上明白的道理，没用肉身体悟过，照样是有脑子没智慧，度不了亿万细胞，也度不了自己。不从根儿上改变自我，就谈不上超越，而只是讲些大道理罢了。比如民国时东北有个王凤仪，非常了不起，他对那些成天嗔怨、叫苦连天的人，会让他们化性情，甚至让他们下跪磕头来治病，管不管用呢？对简单的人，一定管用。因为下跪，可以让人放下傲慢，同时肺主治节，一个磕长头又解决了十二节的问题，又抻拉了肝之两胁。有时候，仪式化的东西，可以解决人生问题，也同时解决肉身的问题。

总之，人，皆因人性而病，但人只想解决病，对人性的贪嗔痴依旧听之任之，从来不知，脑子可以贪很多，但肉身贪不了那么多，肉身贪多了，人就会大病。因此，对任何疾病的觉知，都应该是自我觉知的起点。

可以这样说，本性是根，情绪是枝杈。本性隐而不显，情绪则时时流露。因此，对治情绪，要比对治本性简单多了。比如，怒伤肝，喜伤心，思伤脾，忧伤肺，恐伤肾。其对治法，就是采取相克法：悲胜怒，恐胜喜，怒胜思，喜胜忧，思胜恐。

所谓恐胜喜，就是水克火。即恐惧可以把涣散的心气收回来。大家都知道范进中举的故事吧？范进科举考了一辈子，终于有一年中举了，大喜过望心气一下子就涣散了，然后就疯了，怎么办呢？找一个他最怕的人上去给他一个大嘴巴，他一惊恐，一下子就能把气定住了，这就是情志生克法。

▶ 情志生克法。

所谓喜胜忧，也就是火克金。忧，指什么呢？现在生活中很多人都觉得心里有一种郁闷之气和暗暗的忧伤，而喜就是让心情放松、愉悦。现在社会压力大，许多男人一下班就聚在一起喝酒，然后发发牢骚，实际上那都是在治自己的病，就是喜胜忧。

古代名医华佗曾经用"怒胜思"的方法治过病人。此人思虑太重，血瘀在胸。华佗索取重金后，跑路了。病人一怒，气血上涌，把瘀滞的血全部吐了出来，病也就好了。其实中医治病方法很多，不是非得开药，如果是情志上的病，就可以用情志的方法来对治。

"思胜恐"，就是脾土克肾水。古代名医张从正就用此法治过一个病人。这个女病人得病的起因是：一天半夜突然有一帮强盗来他们家抢东西，她受了惊吓，从此以后不能听任何响声，老是害怕，也不能睡觉。张从正怎么给她治这病呢？很好办，让她待在屋子里，然后他就用木棍敲窗户。第一次她很害怕，然后过了一会儿，让她看，是木棍敲的，然后再反复地敲，敲过十几次她慢慢地习惯了，恐惧的心就放下了，就可以睡着了。也就是把问题想清楚后，人就不会恐惧了。

所以说，关于本性，我们要训练和保持"思无邪"，也就是正念正法。关于情绪，我们要深知喜乐对我们的人生意义。这两年，我对一个词体会特别深，叫"法喜"。什么叫"法喜"？其实就是得道的喜悦。三年前，我开始讲《黄帝内经》和《诗经》，天天沉浸其中，我相信现在每天听《黄帝内经》和《诗经》的人，会跟我一样，情绪特别稳定和欢快。我们原先是"心随境转"，也就是说外面微小的变化都可能改变我们的情绪，今天有人说爱我了我就高兴，明天有人说我不好了我就生气，哪怕别人一个眼神都会让我们不安。如此这般，生活就有无限烦扰，不仅我们的心不定，更可怕的是，我们无法掌控命运，谁都可以左右我们。

而"法喜"，就是"境随心转"。甭管天冷了还是天热了，甭管有人爱我了还是没人爱我了，我都保持着时时不变的喜悦。这种恒定的喜悦，可以让我对外境有着无限的宽容、同情和理解。他不爱我了，是跟我没缘；你没听《黄帝内经》，是跟《黄帝内经》无缘；你没听《诗经》，是跟《诗经》没缘……我看万物都婆娑，万物看我亦曼妙。我若存有怨气，认为自己很辛苦，而听一首《诗经》还花不到两元钱，不到两元钱你都跟《诗经》结不了缘，我为此就着急生气，那就是我的不对了，凭什么人家非得用两元钱来跟《诗经》结缘啊？人家拿两元钱和冰棍结了缘，也没什么不好啊。

世界是允许千变万化的，是允许各种存在的，存在即合理啊。

法喜，就是无论出现了什么事，我们都能保持每时每刻的安宁与喜悦，这种不间断的安宁与喜悦，不是大喜，而是"若有私意，若己有得"。时时刻刻，都充盈着，都满足着，都赞叹着，因为生命太美好了，因为听闻了真理，太美好了。有人会说：难道你对世上的那些苦难视而不见吗？见啊，怎么能不见呢？那些苦难自身也有啊，也深深感知啊，不见自己，怎能见众生、见天地！

苦难无所不在，人怎能不见苦难，乔达摩王子就是见了苦难后，才有了出家的发心，所以，苦难是什么？是我们觉悟的契机，不见苦难，人就不知法喜，就不了解稳定的喜悦是对苦难的救赎。人从出生时起，就苦，所以一生不过是生苦、有漏苦、病苦、死苦等，有诸多苦，人若不知离苦，就是沉溺于苦，就是堕落；有诸多苦，人知离苦，就是觉悟，如此，方能离苦得乐。

佛陀是有能量、有光芒的人，所以他可以带很多人离苦。末法时代的我们普通人，若想离苦，先得忍耐"孤独""寂寞"这两个词，这可真是顶顶难的。可一个不能独处的人，终究是缺乏力量的。而做神仙，最要享受这两个词。可有人说：宅男宅女也挺享受孤独寂寞的啊，他们是神仙吗？不是。是不是神仙，要看他身上有没有源源不断的动力和生命力，要看他能不能在孤独寂寞当中保持持久的快乐和信念。我倒觉得，我们现在能每天离群索居，读那么几小时的经典，并且从中得到安宁与快乐，已经算是有点神仙境界了，当这种快乐能在我们的生命里持续存在时，我们就有了法喜。

人生，干扰无时不在，痛苦也时时相随，但终要有蓦然一觉的时候，那一瞬间，夜空为之绚烂，生命与天地同频，守于斯、念于斯、乐于斯，也算不枉此生。

厥气上行，满脉去形。

中国古籍中一般出现"厥"字，都是"其"的意思。但是在医书里有时指"昏厥"或"厥逆"，四肢厥逆，就是手脚冰凉。手脚冰凉就是病，除了手脚是末梢，其实，头也是末梢，子宫也是末梢，这些地方缺气少血，就是病，就会用到四逆汤或者当归四逆汤。

这里的"厥气上行，满脉去形"，不是"厥逆"之意，而是"其"的意思，而"去形"的"去"，是指离开。这句是说情绪变化会使气脉上冲，那种胀满的感觉，似乎神明离开了身体。这句的描述其实很像生气后血压突然升高。

喜怒不节，寒暑过度，生乃不固。

这句是说喜怒如不节制，寒暑如不依例，就有伤害生命的危险。

"喜怒不节"就是告诉我们要养情怀，"寒暑过度"，就是告诉我们别犯傻。什么叫犯傻？南方的树到了北方，冬天不知道冷，还一个劲儿地开花，长叶子，不到一年就会死掉，这就叫犯傻。冬天一到，就赶紧掉叶子，不求保枝杈只知保树根，这就叫聪明。女孩子冬天露着大腿，很可能四肢厥逆，宫寒，子宫一寒就容易输卵管堵塞，就容易生肌瘤、生囊肿。养女孩就一条，无论春夏秋冬都最好穿袜子，因为"寒从脚下起"。现在的女孩子哪懂这些，下大雨天就那么淋着，来了月经也那么淋着，女子来月经时，淋雨一次，落下的病就永远记忆在你的肉身当中。来月经时，如果生了气、发了烧、着了凉，下一次来月经时一定发烧、着凉，各种不舒服。为什么？因为生命有记忆。如果女孩说自己每个月都会发一次烧，一般是低烧，你要是大夫你就要问，跟经期有关吗？她可能没注意到，她说我查一下，果真和经期有关。那这个病就好治了，来月经时属于热，此时，生气、着凉，都属于寒，无论是热包寒相、还是寒包热相，都可以靠小柴胡汤来纾解。但如果女子还有减肥的问题，就不是小柴胡汤能解决的了，太虚的人，用不了小柴胡汤。

现在还有一个病是非常棘手的，就是多囊卵巢囊肿。西医因为不清楚囊肿形成的原因在于下焦的腐、寒、湿，于是他解决多囊卵巢囊肿的问题就只有一个办法，把子宫整个切除，等于把这个产生腐、寒、湿的环境整个拿掉。年老的人无所谓，可对尚未婚嫁、生育的女性，这样的做法就太残忍了。

我见过一个18岁女孩，刚刚上大一，停经已经半年，去医院一查，确诊为多囊卵巢囊肿，建议切除子宫。女孩就哭了，说我还没有谈过恋爱呢，我还没有结婚呢。父母更着急了，孩子将来不能生育怎么办？这可是本分的父母。过去洗公共浴池的时候，有些聪明的准婆婆会带未来的儿媳妇一起洗澡，顺便窥视一下女孩子肚子上有没有手术疤痕。现在的准婆婆是无能为力了，那女孩流过多少次产，她不说，你永远不知道，所以又兴起了奉子成婚。

治疗这个女孩，不过三点：第一，吃中药，先保证月月来月经，月经正常，就说明身体气化正常，阳气和阴血都能正常发挥作用。两个月后，女孩的月经正常了。正常后，也不能停药，至少在月经前后及月经期一定要服药，因为子宫的病，就要在子宫活跃期排病，如此，女孩吃了近一年的中药。第二，锻炼身体，每天早晨在学校操场跑两圈。因为跑步能使阳气运化起来，唯有阳气可以化腐、寒、湿。大家不要小瞧体育锻炼，体育生在学校里是最不容易抑郁的孩子，若论娶媳妇，娶练体育的孩子要比娶演员好万倍，爱运动的孩子单纯、阳光、肯吃苦、能耐劳。第三，不许太要强，太要强，气血就都吊在上面，下面自然不足。大学期间，最重要的是思考能力、洞察能力和生活能力的增强，不必太追求学分。这女孩很乖，全部照做。一年后去医院检查，原先一堆的囊肿，一个都没了，弄得自己都不敢相信，于是又去第二家、第三家医院检查，还是干干净净，全家大喜，感激涕零。

有人说，我找不到好医生怎么办？那就遵守后两条，再加上重灸中脘、关元，也会比乱治好很多。

五

重阴必阳，重阳必阴

> 故重阴必阳，重阳必阴。故曰：冬伤于寒，春必温病；春伤于风，夏生飧泄；夏伤于暑，秋必痎疟；秋伤于湿，冬生咳嗽。
>
> 帝曰：余闻上古圣人，论理人形，列别藏府，端络经脉，会通六合，各从其经；气穴所发，各有处名；溪谷属骨，皆有所起；分部逆从，各有条理；四时阴阳，尽有经纪；外内之应，皆有表里。其信然乎？

故重阴必阳，重阳必阴。

这句，在讲阴阳之转换。阴到极致，就是阳；阳到极致，就是阴。冬至，一阳生；夏至，一阴生。这道理用到生活中，就是谁也不会永远倒霉，或永远风光，所谓传统文化素养，就是我们要有一颗恢宏而安静的心，又能喜乐地做个低调而温润的人。

世界会越来越热闹的，但不去凑热闹，安安静静地读书，变老，微笑，想山了就去看山，想海了就去看海。最后寻一处澄静的湖，一个能巡夜、会造屋的男人和一个能做饭、会插花的女人，在湖边盖一座木屋，每天走在松软的布满松针的小径上，或在宽大的阳台上读书、晒太阳，然后安安静静地死去。男人负责挖坑，负责在墓碑上刻字，写什么呢？就写"一个自在的女人"吧。女人每天把野草野花插在陶土瓶里，台阶上一瓶，窗台上一瓶，墓碑前一瓶，再每天读一首美丽的诗……真的，没有比这更美的了，太美了。

故曰：冬伤于寒，春必温病；

首先你要理解"寒"，"寒"既是寒气，又是凝聚。寒则凝，不寒不会凝。冬天伤于寒，冬天是肾气当令，主藏。如果肾是坎水，"坎"卦，上下为水，中间为真阳。冬伤于寒，就是上下的水，结了冰，藏住了中间这个"火"，这个火在中医里叫"相火"。心火为君火，肾阳为相火，此外还有胃阳明火、大肠阳明火，三焦和胆是少阳火。胃无火则不能腐熟食物，大肠无火则不能燥干粪便，这几个火，都是要极度保护的。正是它们，使我们的生命温熏如一团阳气，使我们的生命生生不息。如果你天天吃泄火药、降火药，第一伤胃经，第二伤大肠，然后就伤心肾，所以消炎药、降火药吃不得。中药的黄连可以祛心之虚火，黄檗则专门泄肾之相火，如此久服，肾必虚。先前我讲过久服"知柏地黄丸"，人的脸就是粉白的。《伤寒论》里说得特别清楚，只要"面如妆"，就是"虚阳外越"。正常的脸色就是小婴儿的脸，黄黄的但是光润明亮，而病色就是暗黄、萎黄。

现如今谁能说自己没病？没有一个人敢说，包括我都不敢说。有人说曲老师你心态那么好，不会有病吧？谁说的，我也吃五谷杂粮，也有人之常情，就算天下人都不会让我生气，我也有被妈妈憋得无语和默默流泪的时候，就算天下人都说得，我也不敢顶撞母亲半句啊！再说我也累啊，我经常说我就是公鸡里的"战斗鸡"，又得负责打鸣，又得负责下蛋，还是个孤独的工作者，凡事都得自己干，晚上写书，白天苦口婆心。之所以现在还活蹦乱跳的，一靠心态好，二靠能吃，三靠能睡。至今无论到哪里都不用倒时差，如果飞机飞18个小时我能睡18个小时，一落地，天亮着，我就不困，天黑了，我马上接着睡，可见，睡觉就是大补。

▶ 春天的疫病等都跟冬天伤于寒有关。

"冬伤于寒，春必温病"这句在《生气通天论》里就出现过，这句话就是在讲春天的疫病等都跟冬天伤于寒有关。冬天过于伤寒的话，就会"相火失藏，内热蓄积"。我说过，肾水之真阳、地下的石油、天上的雷电，都是真阳。过寒，则逼真阳走出自己的阵地，外窜而为邪火。它一乱飘，就是全身都热，就会嗓子热肿、头部热、身上热。这样身体就出大事了，生命本来是温熏小火，皮肤应该是清凉而温润的，这时滚烫发热，就叫"内热蓄积"。一旦春天出现无名高热，头痛、呕吐，这些病就叫"温病"，因为它有热的表相。后来中医界甚至出现了温病学派，但温病学派与《黄帝内经》所谓"病温"

略有不同,《黄帝内经》认为"病温"是"冬伤于寒",相火不藏所致,以承气汤为主;而温病学派认为温病是感受外感温热之邪而致,以"清热存阴"为主。理论根基不同,治法自然有差异。具体还要看医生对经典的运用。总之,治疗不等于治愈,有效率也不等于治愈率,甚至,治疗有时是更大的伤害。这些,全看我们对经典能否"运用之妙,存乎一心"。

中国文化首先讲阴阳五行,讲阴阳五行,就是讲生命在时空中的表现。病的生成,在过去;病的表现,在当下。其实,看明白当下的关键,在于看过去和未来。中国有一句话说得特别好,"读史使人明鉴",看到多远的过去,就看到了多远的未来。有人会说:过去有汽车吗?没有。但轮子却是古代最重大的发明之一,汽车不过是四个轮子加一个壳子,至于用什么驱动,代代会有不同,但轮子才是最原始的意象。还有人会说,《黄帝内经》都传了几千年了,管得了今天的事吗?是,几千年了,也许什么都变了,但人体结构变了一丁点没有?该白天还是白天,该黑天还是黑天,天地没变,人没变,所以,经典对应的就是这个"不变",我们无论什么时候都可以回头,而且回头才是岸!你只要把历史读了,未来什么样你全清楚,因为太阳底下没有新鲜事。我们真正该敬仰的,是人类文明的原创时代,也就是洪水时代以后出现的那个原创的轴心时代,那是文化结构的定型时代,东方是释迦牟尼、孔子、老子,西方是柏拉图和苏格拉底等,这是人类智慧的巅峰时期,在圣人为我们成就的经典中,有着两大特性:一个是自足,一个是具足。自足,就是它不需要借助外力而圆满;具足,就是它本身就是一切。这就是我们一定要学习经典的原因。

我自己有国学班,应该叫经典班,因为它跟所有国学班的不同是:只是一本一本地逐字逐句讲经典。比如国学班第一次的课一定是《诗经·周南》,后来逐字逐句讲《道德经》,讲《易经》,讲《史记》,现在讲《黄帝内经》。总有人想创立新儒学、新道家,我好纳闷,原文还没读懂呢,那些人何德何能创立新教?!说来说去,还是孔老夫子实诚,述而不作,是说我只讲述先贤的著作而不加自己的创见。这个很重要。讲经典的好处是,人会越讲越谦卑,越讲越敬畏,因为越讲你越能发现先贤的广大与精粹。现在教中医的老师总教学生要学会合方,就是把张仲景的方子合在一起用,其实就是为了多卖药。如果能合方,张仲景自己不早合了吗?凡是篡改张仲景原方的人都自以为聪明,其实原方还没看懂呢!所以我带学生有一个原则,跟我学五年,守原方不许动,就是为了让你知道经方的力量。跟五年,就是让你反复体会经方的妙用,比如一个理中汤为什么既能治疗皮肤病,又能治疗抑郁症、肺癌等,你就会震惊,你就会知道经典的力量,五年以后你爱上哪儿去上哪儿去,你爱怎么改方子就怎么改,反正这五年我要给你打好底,让你坚定对经方的信念。但学生最后为了多开药多挣钱,还是去合大方子了。这时我才明白,我忘了告诉他们,做一个好医生的根本,在于先做一个老实人。他们都太聪明了,已经做不了老实人了。

春伤于风，夏生飧泄；

这些先前都讲过。"飧泄"，就是晚饭没消化就拉出去了。腹泻对身体一定不好，始终腹泻就说明你下焦无火。现如今很多人大便就没成形过，不要小瞧大便成形这件事，大便成形这件事说明你整个五脏六腑的运化是正常的。生命，就是每天都要把粗糙的变成精华，好东西要气化成精华，供给五脏；不好的东西，比如浊气浊物，也要精致地排出。大肠虽然居于人体下位，也不能允许自暴自弃，也要发挥阳明燥金的功能，给生命一个完美的表现。

春伤于风，为什么会"飧泄"？春天生气不足，中气清冷，人就会肠鸣、溏泄。

夏伤于暑，秋必痎疟；

夏天太热了，皮毛皆张，这时候开空调，寒气从窍入，就伤肺气和皮毛。这时阳气都去保卫体表了，脏腑皆寒，夏天多食寒食，就是寒上加寒。到了秋天，就会出现寒疟症，也就是忽冷忽热的"打摆子"症。在《素问·疟论》有一段专门解释了此症——"帝曰：疟先寒而后热者，何也？"（疟疾先寒后热，是什么原因呢？）"岐伯曰：夏伤于大暑，其汗大出，腠理开发，因遇夏气凄沧之水寒,藏于腠理皮肤之中,秋伤于风,则病成矣。"(夏天暑热,大汗出,腠理开泄,遇寒风寒水,藏在皮肤腠理之间,秋气肃降就会出现疟疾。)"夫寒者,阴气也;风者,阳气也。先伤于寒而后伤于风,故先寒而后热也,病以时作,名曰寒疟。"(寒,是阴邪,风,是阳邪。人体先伤于寒邪,后伤于风邪,就会出现一会儿冷一会儿热的症状,病症发作有时,此病就叫"寒疟"。)

我小时候常趴在水管子那儿大口喝凉水,兼之心里想事多,是个小忧郁症,所以满脸的青春痘,而且痛经。幸好成天打架和挨妈妈揍,打得扫帚毛都飞了,所以皮毛没被憋。现在的孩子不会打架,又天天喝冷饮,最后就胖。20世纪60年代的人,外表粗犷,内心腼腆,可以打架,羞于拥抱。如果常年心情紧张,皮毛肺气就会憋胀,肺病和皮肤病就多。现在的孩子学习过于紧张,生活又不规律,所以父母教育应该少语言训斥,多肌肤安慰。现在不兴打孩子,那就回家多拥抱吧。

秋伤于湿,冬生咳嗽。

秋天本应是燥气,如果湿气重了,肺胃就不降,再被冬天寒气约束,人就会咳嗽。一般咳嗽先从肺起,但《黄帝内经》后面会讲到"五藏六府皆令人咳",可见咳嗽不见得都是肺病。先说肺咳,脾土生肺金,脾胃弱,肺气就不足。而肺金又生肾水，肺气弱了，肾精就不足，肾一弱，全身皆弱，所以不能小看咳嗽，都是牵一发而动全身的事情。中医呢，说好懂也好懂，说不好懂也不好懂，对医理要耳熟能详，思维要非常灵活。学诗的功夫，在诗外；学医的功夫，也全在医外。我告诉大家，我可不是看《黄帝内经》看明白的，我是先把别的经典看明白了，再看《黄帝内经》，才明白的。而看懂了《黄帝内经》后，对别的经典就更明白了，这句有点绕，但听懂了，各位学习会有大进步。

以上这几句，是《黄帝内经》中反复提到的。什么叫经典的慈悲？经典，会就一个概念反反复复地解释给你听。我每每读《黄帝内经》，心里就特别感动，就觉得古代圣贤慈悲无穷。我觉得古代圣贤也应该特别喜欢我们，终于有人能如此认真地读经典了。如果一本书一辈子放在书柜里，连翻都不翻，这圣贤的慈悲不就白费了吗？大家天天说圣贤好，好在哪儿呢？又说不出来，这不是气死圣贤吗？！

但，光读经典没大用，最关键的还是要"践道"，也就是按经典去做。比如有人听过《四气调神大论》了，还要春天跑去辟谷，这就是糊涂。春天是生发之际，此时辟谷就属于杀伐，就会全身肿胀，因为精和气都被伤了。可那人说：我现在变得可好了，可柔和了。我说：那是你没劲儿了，生不起气了。气性大的，暴躁，但至少精足。你那不叫柔和，而叫柔弱。成熟和自足后的神态是柔和，精不足、气不足后的表现是柔弱。

帝曰：余闻上古圣人，论理人形，列别藏府，端络经脉，会通六合，各从其经；气穴所发，各有处名；溪谷属骨，皆有所起；分部逆从，各有条理；四时阴阳，尽有经纪；外内之应，皆有表里。其信然乎？

"余闻上古圣人，论理人形，列别藏府，端络经脉，会通六合，各从其经"，这都是在说事。黄帝说了：上古圣人，从理论上讲人体是怎么回事，脏腑分别是怎么回事，经脉是怎么回事，六合是怎么回事，分别按照经脉，"气穴所发，各有处名"——每条经脉都因气的不同，而各有其名称。比如说足太阴脾经俞穴原穴叫"太白穴"，此穴在足内侧缘，当足大趾本节（第1跖趾关节）后下方赤白肉际凹陷处。"太"，从足太阴脾经，是"特别"及"大"的意思。"白"一是指所在部位，在赤白肉际凹陷处；二是指肺金归属白色，太阴脾土生肺金，在讲脾与肺的相关性，要想让肺好，就得从脾土这下功夫，这才是根本。此穴又是脾经俞穴，所谓俞穴，就是脾经经气的重要输出之穴。此穴属土，可以生肺金。同时，此穴又是原穴，所谓原穴，是指此穴是脾经经气的供养之源，脾经为少气多血之经，气不足、血有余，而本穴能较好地充补脾经经气的不足。把太白穴名称弄明白了，才知道此穴为什么能主治胃痛、腹胀、呕吐、呃逆、肠鸣、泄泻、痢疾、便秘、脚气、痔漏等。

把这个穴位名称理解了，就会明白为什么理中汤能治咳嗽、肺癌等。有人会疑惑，这个方子里没有治疗肺部疾患的百合、川贝之类的啊？那是你不懂"土生金"法。有人咳嗽，喝完理中汤后，会狂咳，然后吐好多痰。他说这不是变重了吗？你怎么不说你有劲儿咳了。如果把痰都憋回去，再遇寒邪不就成了癌？！

"溪谷属骨,皆有所起"与上一句"气穴所发,各有处名"是同一个意思，是说身体穴位在溪谷出的虽然属于"骨"，但也是因其功用而起名。穴位名称都是非常讲究的，不是凭空取名的。比如太溪穴，太溪穴是足少阴肾经的原穴。在足内侧，内踝后方与脚跟骨筋腱之间的凹陷处。太溪之名，意指肾经水液在此处形成较大的溪水。目前要学中医的话，只有学针灸还能守中医思维，因为经络学说是中医特色，走不了中西医结合的路数，而中医和中药基本都是中西医结合了,所以很少有中医思维。这,就是中医之殇。反过来讲，唯有守中医思维的人，才能有出人意表的风范。而且针刺之学若上升到针道，也有了不起的作为，其理论基础全在《黄帝内经》，尤其是《灵枢》，等有机会讲讲《灵枢》第一篇《九针十二原》，大家就能体会中医针道之妙。

"分部逆从，各有条理"，是说身体的每一个部分都有逆有从，要么逆着走，要么顺着走，总之"各有条理"。

"四时阴阳，尽有经纪"，"经纪"我讲过，经是竖线不变的，纪是这上头结的疙瘩，纪就是纲领，就是章法。这句是说，四时阴阳都有纲领。

"外内之应，皆有表里"，是说我们身体的内部和外部都有相应，有表，

> 有里，就有表。

就彰显里；有里，就有表。比如你整个精气神足不足，从你的眼里有神没神就能看出来。人老了，就是死鱼眼，不灵活，人就不好看；而年轻，就是眉眼灵动活泼。女人是否灵动，全看眉眼。

"其信然乎？""信"，就是"真"。黄帝问："这一切都是真实的吧？"从这里开始，岐伯就开始用长篇大论来回答黄帝的质疑。关于"阴阳应象"，从这里开始，岐伯一个脏器一个脏器地讲，第一，先讲东方。为什么先讲东方不先讲北方、南方？中国文化一定要先讲"生机"，生机在哪儿，这个事很重要。生机，就在东方，是因果的开始。这就是为什么人的"发心"特重要，发心只要是正念，事物终究坏不到哪儿去。但发心也要得生机，没有生机，起心动念还是空；发心得其生机，就好比天助，事物就会顺承而下，并且有结果。

六

五方应象

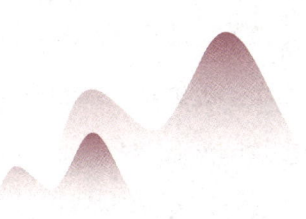

岐伯对曰：东方生风，风生木，木生酸，酸生肝，肝生筋，筋生心，肝主目。其在天为玄，在人为道，在地为化。化生五味，道生智，玄生神。神在天为风，在地为木，在体为筋，在藏为肝，在色为苍，在音为角，在声为呼，在变动为握，在窍为目，在味为酸，在志为怒。怒伤肝，悲胜怒；风伤筋，燥胜风；酸伤筋，辛胜酸。

南方生热，热生火，火生苦，苦生心，心生血，血生脾，心主舌。其在天为热，在地为火，在体为脉，在藏为心，在色为赤，在音为徵，在声为笑，在变动为忧，在窍为舌，在味为苦，在志为喜。喜伤心，恐胜喜；热伤气，寒胜热；苦伤气，咸胜苦。

中央生湿，湿生土，土生甘，甘生脾，脾生肉，肉生肺，脾主口。其在天为湿，在地为土，在体为肉，在藏为脾，在色为黄，在音为宫，在声为歌，在变动为哕，在窍为口，在味为甘，在志为思。思伤脾，怒胜思；湿伤肉，风胜湿；甘伤肉，酸胜甘。

西方生燥，燥生金，金生辛，辛生肺，肺生皮毛，皮毛生肾，肺主鼻。其在天为燥，在地为金，在体为皮毛，在藏为肺，在色为白，在音为商，在声为哭，在变动为咳，在窍为鼻，在味为辛，在志为

> 忧。忧伤肺，喜胜忧；热伤皮毛，寒胜热；辛伤皮毛，苦胜辛。
> 　　北方生寒，寒生水，水生咸，咸生肾，肾生骨髓，髓生肝，肾主耳。其在天为寒，在地为水，在体为骨，在藏为肾，在色为黑，在音为羽，在声为呻，在变动为栗，在窍为耳，在味为咸，在志为恐。恐伤肾，思胜恐；寒伤血，燥胜寒；咸伤血，甘胜咸。

岐伯对曰：东方生风，风生木，木生酸，酸生肝，肝生筋，筋生心，肝主目。

先说"东方生风"。按说把这段读懂了，东南西北就不用讲了，讲这一段就够了。"东方生风，风生木"。东方主春，阳气上升，所以东方生风。风，看得见吗？看不见，但能感知。"风"把万物之种子吹到天地间，所以代表生机。风可以把世界上的种子到处传播，只要有传播就会有杂交，只要种子杂交，世界就会越来越繁盛，越来越美丽多彩。这一段就是在告诉我们，中国文化千万不可从有形入手，一定要从无形入手，风，是你看不见的，但看不见的，不一定不存在。风是气压形成的，是"气"的表现形式。大家不要小瞧风的问题，《诗经》也是从风化入手的，《诗经》里最重要的一个词叫"风化"。孔子认为教育的最高境界，不是说教，而是"风化"。教育的低级境界是制定规则，比如我跟小孩说，你不许干这个，不许干那个，这只是定规矩，而带着孩子做什么，或我们为人处世的风范对孩子才更重要，风化，不是说教，而是像风一样一点点轻拂你，像雨一样一点点浸润你。多听几遍《周南》，你自然温柔敦厚；多读几遍《国风》，你自然刚烈率真。温柔敦厚，从"琴瑟友之，钟鼓乐之"中来，刚烈率真，从"泛彼柏舟，亦泛其流"中来。渐渐地，阳刚之气就有了，率真之气就有了。一切生机，虽看不到，但始终存在。风的变化，就是气的变化。天气、地气与人气感应，最美的感应，就是诗和艺术。天上的气就是四时，地上的气就是五行。中国人讲四时、五行真不是虚讲，而是在讲"气"。

"东方生风，风生木"，什么叫木，从无形生出有形，这个有形一定是木。什么叫木？这时脑子里如果只想到树木，就错了，千万别去想树木，你要想的不是有形的事物，而是要想到"木曰曲直"，无形生出了有形，这个有形的东西有一个特点，既有条达之性，又有盘曲之性，既有生发之"直"，又有收敛之"曲"。只升不收的话，就是高血压，生命就像DNA，任何上升都是螺旋式的而不是直通通的。前些日子有个西医在线下听我讲课，说太佩服中医了，不知道远古是怎么明白这一切的，比如中医关于"三焦"的理解，真是让人迷醉，西医这几年才发现生命里类似三焦的功能。生命里面的那些空，讲得太妙了。中医是不主张打开身体的，可它对生命的真知却如此可贵，这么高级的东西我们不应该好好学吗？！马云说过，天天上EMBA（高级管理人员工商管理硕士）课的人最后全傻了，因为学的全是套路，学完套路回去干公司都不会干了。就好比我们练武功一样，天天学套路，学完套路只能跟有套路的人打，回家跟老婆打架，老婆直接抓你脸、拽你头发、咬你耳朵，你才知道套路没用，所以别去学套路，别学有为法，要学心法。

如果把"风生木"理解为一棵大树，下一句你就没法讲了，"木生酸"，你怎么理解？你就没法理解了，大家千万别落在文字上面。木，指事物正常的疏泄功能，而酸，就是对木性的收敛功能和制约功能。"木生酸"，酸，首先是"味"，有"酸收"的意思，就是告诉你生机得慢慢螺旋式地上升。就好比治大病，刚吃药时，舒服一些，可杀敌一万自损八千，没劲儿后又难受几天，攒够劲儿后又开始攻病灶，最后才能痊愈，这才叫真治病。

"木生酸"，指的就是酸收，指生机不可以过旺。他怕你不懂这个酸，就接着说"酸生肝"。《黄帝内经》一会儿说木，一会儿说肝，如果没有取象思维，人就糊涂了，就感觉没法往下讲了。大家记住，肝，一定说的不是"木"，而是以木性的曲直，来比喻人体肝的功能，你与其记这个"木"，不如记这个"曲直"。人体的肝，就具有这个特性，疏泄、凝聚、藏血，然后再"木生火"疏泄出去。肝的生机有多旺呢？切掉一小半还会再长出来，而把肾切掉一半就长不出来，因为肾本身就是凝聚的，缺少这份再生的能力。

"肝生筋"，肝有两个特性，一个是生发，一个是收敛，而"筋"，正好是生发和收敛作用的最好体现。筋，指生命的弹性。我们生命中一切有弹性的事物全跟"筋"有关。皮肤算不算筋？有弹性，就算筋。有人说不是"肺主皮毛"吗？但如果没有肝血的滋润，皮毛也会病啊。皮毛紧致不紧致，是肺的问题；充盈不充盈，是肝血的问题。如果肝血不充盈，你的皮肤就会枯萎，人老了，皮肤松弛多褶，就是弹性变弱了，就是"肝生筋"的功能变弱了。不知大家发现没有，皮肤黑的人不太容易长皱纹。这就是我们皮肤黑的好处啊，黑走肾，肝肾先天强，年轻时显老，年老时却不显老。你看那白皮肤的都是美人，可到老了，满脸褶，而黑皮肤的人皮肤弹性好，不分年龄。但皮肤黑的人，年轻时脾气有点暴躁。年轻时我暴躁的时候，说拿刀就拿刀，说点火就点火，都搞不明白怎么那么暴躁，给老实的爹妈添了无数的麻烦。甚至那时脸上都挂相，哪儿哪儿都突出，高颧骨，高眉骨，尖下巴……现在相都变了，哪儿都圆圆的了，看来被磨得还不错。所以，所谓修行，所谓成长，不过是先要修身上的戾气，找到人生方向后，人就慢慢走上正轨了。

总之，筋，就指张弛有度，有弹性。皮肤、血管、嘴、胃、子宫、肛门、膀胱、膈肌等，这些都可以当"筋"看。比如胃，吃多就撑了，饿了就紧缩，就是筋的表现。还有胃的上口贲门和下口幽门，也属于"筋"。举这么多例子，就是告诉你学中医脑瓜别有局限性，别一说到肝，你就老盯着那个脏器的"肝"，那你就没法学了，咱们就没法讲了。假如有人中风了，我说这是肝病，是脾胃病，病人的第一反应就是"我用不用去做胃镜，去检查一下肝啊？"

这跟做胃镜检查没什么关系，咱们就按照医理，抓主症就是了。

东方"在体为筋"，身体上无处不是筋，连接大小关节，手指只要不灵活，弹性变弱，里面就有筋的问题。所谓一根手指上有五脏，是指外面有皮毛，为肺气所主；里面有肉，肌肉萎缩为脾所主；骨头疼是肾的问题；手凉不凉是心主血脉的问题。总之，一根手指上有五脏，哪儿出了问题，就以这个思路去看就好了。

你的营养好不好，其实看指甲。小孩隔不了几天就要剪指甲，大人要隔很长时间才剪指甲，所以，大人在吸收营养方面，就赶不上儿童，尤其小婴儿那个手指甲长得特别快，那就是他吸收营养的能力非常好。

"筋生心"。筋维持张弛的作用需要心来实现。生命如果没有弹性就没有活力，因为"木生火"，所以"筋生心"。

"肝主目"。肝开窍于目。为什么终于下决心建个平台来讲《黄帝内经》，因为现在手机成了每个人最离不开的东西，人的眼睛在未来会快速衰败，所以未来很可能是音声的时代。

关于肝，中医医理讲的肝，既包括西医所言"肝"这个脏器，也包括肝经、肝气、水生木、木生火，还包括肝胆相照、肝神为魂、肺金克肝木、肝木生心火等，这些通通曰"肝系"，再扩大言之，就是东方系统。东方系统是个小的整体观，再加上南方系统、中央系统、西方系统、北方系统，就是一个大的整体观。从这点而言,《黄帝内经》的生命观要远远深邃于西医。

关于肝,中西医还有一个不同,中医说"左肝右肺",西医说中医不懂解剖,因为肝明明在人体右胁下。其实中医说的"左肝",指的是肝气升于左,肺气降于右。但具体说到肝病时,中医还是指右胁下,比如2019年的一之气,主气为厥阴风木,客气为阳明燥金。属于金克木。所以《黄帝内经》中所说的"民病寒于右之下",也就是肝位于右,肺金在西,人体会有右胁下寒痛的病症,所以治疗以暖肝为宜。但中国文化从来不因位置的不同而忽视了气的不同。无形,永远高于有形,气,永远高于器。肝气若不升,心火就不旺,人的生命力就弱,这就是左升的意义。肺气若不降,肝就得不到制约,肝气一味地上亢,人就大病。中国文化,重气不重物质。因为物质都是由气带动的,只要气变了,物质就变了。

► 肝气若不升,心火就不旺,人的生命力就弱。肺气若不降,肝就得不到制约,肝气一味地上亢,人就大病。

气和象,是中国文化里最精粹的东西,肝气升于左,只要一生气,血压就容易高,所以高血压一般认为是"肝阳上亢",但就事物本质而言,不怕升,就怕有来处无去处,左升,还得有右降,右如果不降,才是病,也就是说如果肺气的肃降功能好,血压就没问题。为什么白通汤对肺金不降的高血压有疗效,因为其中的葱白可以破肺之阴寒,打开肺降的通路。所以,中国有药神庙,供着孙思邈。孙思邈不是一个人待着，他左边有龙，右边有虎，这张"降龙伏虎图"，就是说高明的医生治病都从肝肺入手。肝，龙象；肺，虎象。能让气机升降自如的，是孙思邈的那双手，而不是见肝病治肝病，见肺病治肺病。所以，先明白医理是非常重要的，大家听过课后，可以用中医思维自己找病因，明白了，想透彻了，再知道治法，人就不害怕了。

比如，眼皮跳是哪儿的病？《伤寒论》里说得特别清楚，叫"脾中风"。别一听"中风"就吓得要死，古代的"中风"就是中了风邪而已。其实就是肝木克脾土，属于小中风。眼皮"瞤动"一词，就属于肝病。但如果眼睛发直，就是大病了，跟心有关。

前几天有人让我推荐家人和孩子共同学的经典，我推荐了《诗经》和《黄帝内经》，大家会觉得就因为你老讲这两个你就推荐这两个，也是也不是。推荐自己真正领悟过的东西总没有错吧，再说我又没乱讲，而是按照古意一句句逐篇讲的。让小孩子学《诗经》，是单纯对单纯，本真对本真。小孩子单纯、本真，你就得给他单纯和本真的东西。《诗经》可以读，不用背，熏陶即可，我从小没背过诗，但是我有诗心，一直自己写诗。《诗经》天天让小女孩听，熏着熏着，人就变好看了，为什么呢？因为脸上的线条变柔和了。好看，可不是说眉眼要有多大，而是眉眼要柔和灵动，看着就舒服，舒服才好看。

读《诗经》可以让你活得美，活得美比活得好高级，从这个意义上说，读《诗经》比读《黄帝内经》重要，养神比养生重要。世界上的人，有的人眼睛很干净，知道什么是好东西，知道好东西就去学，这种人了不得。还有的人眼皮子浅、眼皮子拙，只看当下，担不起远方和好东西，所以纵使有了好东西，也拿不住。而读《黄帝内经》呢？是让你活得好，人这一辈子，活的就是这肉身，都说"格物致知"，但所有的"知"都应该对人有益，所以与其去格物，不如格"肉身"，我们天天折腾、天天用的，全是这个肉身，不学《黄帝内经》，我们永远不知道肉身是怎么一回事。一般说来，二七、二八之前，我们对肉身浑然不觉，一有漏，人才惊觉肉身，由对肉身的惊觉而启动灵魂，生命就仿佛重启了……所以，从二七到四七，恐怕是人生中最难忘的时光，而后，便是对肉身和灵魂的滥用期，这段时期，对待肉身和灵魂的态度，决定了我们未来很多事情。等到七七和七八，肉身的报复就是疾病，灵魂的荒芜就是老无所依。所以《黄帝内经》气血、元气、精气神的理论，对我们每个人都至关重要。其实，人之"怕死"没有道理，肉身终归是要死的。

看不上中医的人，认为西方的学问讲"科学"，其实，科学不过是分科的学问，皆从"有"处着眼。人生在世，格物固然有趣，但格到最后，还是个"空"。相较而言，科学精神，比如质疑或否定的精神等还算高级。而中国的学问讲"究竟"，一开始就抓住了"无"。"究竟"，求其本源，"有"，因人性而"有";"无",因人性而"无"。既讲真理,又落脚于人性,既高级又温暖,深遂夙心。

"有"因人性而"有","无"因人性而"无"。这句话,也是人类疾患的总因。到底什么决定了我是谁,你是谁?是我们肉身气血决定的。是我们自身的荷尔蒙决定了我们会爱上谁;是我们自身脑内分泌的多巴胺决定了我们是否开心……一切,都是因为我们自身气血足,我们可以抗压并活得久,但也可能因为气血足而好强,因冲动而丧命。气血弱,我们也许就唯唯诺诺,活得憋屈,但也可能因为气血弱,而知道自保,因示弱而长命。

把《诗经》读好了,把《黄帝内经》读好了,你才能读《道德经》和《易经》。《诗经》是情的底子,《黄帝内经》是生命的底子,把基础夯实了,才可以盖高楼。《道德经》的底子一定是《黄帝内经》,"黄老之治","黄"一定放在"老"之前,否则就讲不清楚。有为、无为,都先是身体的表现,而不是一拍脑袋就生出的观念。观念,源于肉身,更深一步讲,源于肉身与宇宙万物的应象。

其在天为玄,在人为道,在地为化。化生五味,道生智,玄生神。

现在很多书都把这一段删掉了,认为是衍文。唯有"东方"这一段多出此句，恰恰大有深意，此处为一篇之眼，特别重要，怎么能删掉呢？！

"其在天为玄"，"玄"指不可思议。"东方生风，风生木，木生酸，酸生肝"，这个思维模式，在天道表现为玄；在人道表现为道理皆备；在地道表现为化生无穷。"玄"是什么意思？《道德经》里多次出现"玄"，"玄之又玄，众妙之门"，是什么意思？

"玄"，有几个意思，比如说黑色，黑，意味着远，意味着看不清楚，所以又有"深远"意。因玄远深奥，又有"玄妙"的意思。但这些概念，黑、深远、玄妙又是从哪里来的呢？大家看这个"玄"字，像不像小襁褓包裹着小孩，露出个小头，而下面，就是脐带。

总之，脐带这个事情，刺激到古人了，所以大凡"绞丝"偏旁都跟脐带有关联。天地中最玄奥深远的事，莫过于男女交合而生育孩子这件事了。在生育一个婴孩的过程中，男人的作用很玄妙，其实，玄妙两个字，恰恰指男性生殖器的变化，可大可小，为玄；女性子宫的变化，可伸可缩，为妙。所以，老子之"玄之又玄，众妙之门"，就真的只可意会，不能言传了。而婴儿出生，长长的脐带既玄且妙，可以说，生命里所有的秘密、所有的精华，都在这条脐带里，黑暗、玄远、玄妙，天地生成、人之生成，无不如此，令人赞叹！

"其在天为玄"，玄，就是看不见摸不着，就是不可思议。也就是说，天道不可思议，只要你能想得明白的，都不是天道。老子说："天地不仁，以万物为刍狗。"大家被老子的冷峻吓到了，等天灾降临时，软弱的人类呼喊着："天地怎么能够不仁？"可洪水就是无情，天火就是无情，在大的宇宙法则下，无论善恶，通通灭之。过度的"贪嗔痴慢疑"是人性的恶，而"仁义礼智信"不过是为了对治人性恶而发明出来的。奢念天道有情，就是百姓的愚痴，有生，必有杀，这，也是阴阳观念带给我们的觉悟。所谓"妇人之仁"，并不能让人类走得长远，而天道之无情，却可以保证人类的精粹和敬畏。

大家有机会可以去看下《史记》，《史记》中有两个人写得极为精彩，项羽和刘邦。项羽就是妇人之仁，所以项羽必败。而刘邦守天道之无情，所以一定成功。韩信在谈论项羽时说："项王勇悍……然不能任属贤将，此特匹夫之勇耳。"确实，项羽临死前也没有觉悟，死活认定是天要亡他，而不是自己能力太差，甚至几次单枪匹马杀入敌阵，以证明这一点，而这，恰恰证明其不过是匹夫之勇。韩信还说："项王见人恭敬慈爱，言语呕呕，人有疾病，涕泣分食饮，至使人有功当封爵者，印刓敝，忍不能予，此所谓妇人之仁也。"所谓妇人之仁，不过是小恩小惠，士兵的腿受伤了，项羽可以搂着士兵哭，但若求封爵，断然不给。而刘邦呢，是个狠家伙，在被追逃的路上，可以把亲生孩子两次推下车。并不是说天性狠和果断的人就能成功，但没有这个"无情"，断不能成功。大家要想学最高的管理学，看刘邦就够了。刘邦得天下后，有一次召集众人开会总结得天下之经验，问："吾所以有天下者何？项氏之所以失天下者何？"高起、王陵对曰："陛下慢而侮人，项羽仁而爱人。然陛下使人攻城略地，所降下者因以予之，与天下同利也。项羽妒贤嫉能，有功者害之，贤者疑之，战胜而不予人功，得地而不予人利，此所以失天下也。"高祖曰："公知其一，未知其二。夫运筹策帷帐之中，决胜于千里之外，吾不如子房。镇国家，抚百姓，给馈饷，不绝粮道，吾不如萧何。连百万之军，战必胜，攻必取，吾不如韩信。此三者，皆人杰也，吾能用之，此吾所以取天下也。项羽有一范增而不能用，此其所以为我擒也。"可见，刘邦的智慧在于，不仅知人，而且能善任。

有些事看似无情，实则有情。比如宠物受伤后，若无法救治，不如安乐死送走它，绝不让它受罪。从这个意义上说，我同意安乐死，与其成植物人，不如早死早投胎。

"在人为道"，就是说人要守天道、地理。道和理是不一样的，中国文化用词精准，天是道，地是理，天道地理。道、理的区别是什么？就是不可思议和可思议。天道，好比空中的航线，看不见摸不着，但绝对存在。地理，看得见、摸得着，条条分明。"道可道，非常道"，道，不可言说，真理落于纸上，落于文字，就不再是完整的真理，就会有歧义和误读。而地理，清晰明确。所以，我们平常说来说去的，都是"理"，所以中国人一吵架，就骂对方不讲理，就是不守地道，也就是"不地道"。

"在天为玄"的事物到了人这里，还是有理可说的，用人的身体来谈"道"，就更加有"理"了。《黄帝内经》把阴阳五行分别到极致，凸显了中国文化最大的特色之一，就是"近取诸身"，凡事先从人身上论，不给你说玄乎的，一切向内求，先把肉身整明白，再往宇宙那儿说。中国文化这一点，谁都不得不服。我始终认为自己是一个幸福的人，因为我一直在读最有意思的书，而且现在还能跟大家分享，渐渐地，大家就一起幸福起来。幸福感强了，病都少了。

"在地为化"，道，在天是道，在人是理，在地是化。什么叫化？我们要想懂得大地上的事，就得懂五行之运化。有化，才能生无穷。之前讲过"东方生风，风生木"，同样是东，东风有三种：东南、正东、东北，各有其象，什么方向的风最能生万物？按《易经》讲，正东为"震"，是雷；东北为"艮"，是山，唯有东南为"巽"，即风。以"风"论，东南巽风为最，其生机最旺。

什么叫生机？这么说吧，世界之所以是今天的样子，是因为风。在《庄子》里有一句话叫"风马牛不相及"，什么意思呢？风就相当于媒人，风马牛不相及，就是非得让马和牛配种，就是荒诞。但花朵就不同了，花朵任凭风把它的种子带到世界各地，以完成自我的成长和扩张。

"化生五味，道生智，玄生神"，这句就是反着推演前面这句——万物因化而生五味，因道而生智慧，因玄而生神明。

其中"化生五味"是在讲化生的边界，再无穷，也得有一个边界，就是五行。之所以在东方这一段里有这句话，就是在强调生机的力量，别的段落里绝对不可有这句话，后面要是有也是不对的。这篇《阴阳应象大论》就是在教我们怎么辨识五行以给万事万物归类。

"道生智，玄生神"，我前面已经讲过"玄"是什么了，那什么是"神"？神，左边是"示"部，表示神案，右边的"申"，既代表发音，又是闪电之意。人间的第一个神就是雷神，代表能量的来源。《易经》里只要涉及"雷"的卦象，都非常重要，这个后面会讲。

> 神在天为风，在地为木，在体为筋，在藏为肝，在色为苍，在音为角，在声为呼，在变动为握，在窍为目，在味为酸，在志为怒。

▶ 五脏之中，肝的生机最旺。

先哲怕你不懂这个"神"，所以这一段的主语是"神"。他现在告诉你什么是"神"，神，就是神机变化。神，"在天为风"，"风"就是生发的根源，就是生机。神，"在地为木"，就是五行，木，依旧代表生机。神，"在体为筋"，在人体就代表生命的弹性。神，"在藏为肝"，在五脏就代表肝。五脏之中，肝的生机最旺，把肝切掉一些，它还会长出来，这就是生机。而别的脏器，就没这两下子。但西医眼里的"肝"，只是肝，不讲春，不讲筋，不讲木，不讲风，更不讲"魂"。筋、木、风、魂这些，都是应象。

"在色为苍",什么叫"苍"?《诗经》有"蒹葭苍苍,白露为霜",这个多美,蒹葭、白露是物,苍苍、霜是颜色,但同时,它们又都是心境,秋天的苍老、悲伤、清肃与晶莹,一切都在这句中……为什么说搞艺术的一定要读《诗经》,因为《诗经》太美了,是诗和画的圆融。在《黄帝内经》里,东方不是青色吗,为什么"在色为苍"?其实,这是在给"风"加上想象的颜色,东方,是从北方的黑色到东方青色的过渡。如果说北方的黑色如暗流,是人精魂的秘藏,那么东方的青色就如同树梢新芽的轻漾,苍就是那连接树根与树梢的树干,没有这个过渡,我们便无法知晓生命的来处、去处……

"在音为角"(可用简谱记为"3"),中国古代音律,是天底下最精准的事物。东方有音,其音为角,这个音声,细腻、温婉,似柔风,又似细雨,让生命温润、清畅。

大家如果有能力看古书,特别是学音律的,一定要看《史记》里的《八书》,其中《律书》很重要。《释名》说:"律,述也,所以述阳气也。"你看,阳气是万事万物的根本点。律是"率"的同音字,律学就是关于万物精准比例的学问。《律书》开篇说:"王者制事立法,物度轨则,一禀于六律,六律为万事根本焉。"是说古代王者制定历法规则,一切秉守于六律,六律是万事根本,可见六律的重要。谁又能说中国古代没有科学呢!关于古代经典,一个是《十三经注疏》,一个是《诸子集成》,虽说买了也不见得能看懂,但家里一定要有，有，才有传承；没有，传承就无从说起。

从图书分类上说，古代文化分经、史、子、集四部。经书，《十三经》。子书，《诸子集成》。史书，很多，二十四史，其中，我个人最爱《史记》和《左传》，像《八书》那样的，没有一定的学问，还真写不出来，所以说太史公司马迁有真学问啊。集，就是文学、诗集、小说等。

在孩子学习期间，家长一定不要吝惜买书。这方面我特别感激母亲。我自小喜欢读鲁迅的书，那时母亲一个月工资才 36 元钱，可她能花 30 元钱给我买整套硬装《鲁迅全集》，我能走到今天，跟我母亲的教育是分不开的。我大学里的生活费就 40 元钱，我可以花 28 元钱买一套《说文解字段注》，当时对我来说也是天价，没钱吃饭，就靠给大家讲故事蹭同学的饭吃。但买书也是有讲究的，与其买一堆，不如买一套有系统的经典。经典都是经过时间考验的，干吗浪费时间在不经典的东西上呢？上大学后，我买书的经验是一定先在图书馆看过，值得反复阅读的书籍，才会去买。

"在音为角，在声为呼"。这里讲"声"和"音"的不同。我从小没学过音乐，没学过画画，这是我人生最大的遗憾和自卑。所以你们有条件一定要让小孩学学音乐、绘画，有音乐、有色彩的童年才是美丽的。之所以我三年前突然开始画油画，就是要通过色彩来宣泄我对这个世界的热爱，以及补偿年少的缺失。

什么是"声"，什么是"音"，什么是"乐"？声，是本能的呼喊，音，是调，乐，是曲。比如你在厨房里把手伤到了，流血了，你本能发出的声音就是"啊"。这时候你绝对不会发出别的声音，因为"啊"是心音，对伤害感知最敏锐的是"心"。如果伤得不重，你接下来会发出"嘘"，嘘和呼，都是肝声，嘘主收敛，呼主宣散。如果肝气被憋了，人就发"呼"声以自救；而受小伤流血，则发"嘘"声以自救，让肝发挥止血之功能。也就是说，声，首先是人遇到紧急情况时的下意识反应。

音是什么？就是有一点调调，比如"啊"有四声，各表示不同意义。一声"啊"，表示一种轻微的了然；二声"啊"表示惊异或质疑；三声"啊"表示强烈的震惊和质疑；四声"啊"表示赞叹或惊吓。音，里面有情绪了，但还是单调的情绪。五脏各有音声，但还是独奏，而"乐"，是五脏的合奏，是和谐，是五声、五音的恰当的配合，是符合生命频率的一种浪漫表达，是生命的高级阶段。故《乐记》中说：唯君子为能知乐。简单地说，乐，就是收放自如，而不是一条道走到黑。比如习练易筋经和八段锦这些，不是把动作做完就可以了，最后的收式很重要。只知伸拳头还不行，拳头能出去还能回来，就是君子。

"在变动为握"。从这儿开始，就开始讲病理了。何为"变动"？变动就是不正常，变动就是变化，就是病变。肝病的病变表现就是一个字——"握"。要么握力没了，要么握得太紧，都是病。正常，就是开合正常。最近经常有病人说,早上起来手指打不开,得活动一会儿,手指才能动,这就是肝病。手脚抽筋,也是肝病。所有的抽筋都是肝病,属于肝血虚。所以平时练手指的灵活性很重要。西方人不知手的握力跟肝气有关,但他们经过测试发现,70岁以上的老人,手的握力越大,越长寿。前面不是说了吗,肝经跟生与死有关,所以肝经通畅,人手握力大,必长寿。

八段锦里有一个动作叫"攥拳怒目增气力"。此动作,强腰脊,因为人之气力,从腰脊出。攥拳,强肝;怒目,眼睛瞪大,肝神才能发出来。还有易筋经里的"倒拽九牛尾"这个动作也讲究攥拳,都是通过攥拳来锻炼肝的功能。

"在窍为目"。所有眼睛上的问题,都跟肝有关,都跟东方有关。眼睛的毛病有很多,比如近视、弱视、青光眼等。一出生视力就不好的,很可能跟父精母血有些关系。父母肝有问题,应在小孩子身上,就是眼睛有问题。

只要是眼睛不舒服,就是肝病,比如眼睛干、涩、迎风流泪等。人流眼泪,是肝气已动,但无缘无故泪流不止,则属于肺气不降。

眼睛,中医也按五脏分析——眼白,为肺。但有些人眼白不是白色的,而是青色的,肝色青,这就是肝肺不调形成的问题。眼白上有红血丝,人通常的解释是说头天夜里没睡好,但如果你睡好了,红血丝依旧在,而且红血丝形状奇特,在我眼里就可能是子宫肌瘤的外显。另外,眼珠子褐色的部分为脾，黑瞳为肾，瞳孔里面还有一个空，为心。人死的时候瞳孔放大，就属于心和肾全散了。

眼睛的病态还有很多，比如有的人一眼大一眼小，属于脾病。某一边的眼皮突然耷拉下来，属于肌无力，也是脾病，因为脾主肌肉。还有人有总眨眼的毛病，特别是小孩，一般到医院里，就说是多动症。其实在中医里，还是肝脾的问题，风木克脾土，人就不自觉地眨眼，这种孩子通常被惊吓过，小孩本来脾胃就弱，再被呵斥惊吓，就会有这个毛病，从脾胃治疗，吃点中药就好了，一旦按西医多动症治疗，这孩子就永无宁日了。我的原则是，如果小孩得了病，最好先在家里刮刮痧，灸灸大椎、中脘，别急着往医院送，让孩子好好吃饭，好好玩，别压抑他，过些日子就好了。可是，家长若没有学习过《黄帝内经》等，就培养不出这悠然的心态，遇到点事就情绪化，凡事一急，反倒把事情往坏了带。

关于眨眼、挤眼，还有一种情形，就是在撒谎，是调肝血上来，帮他处理窘境。大家要会看，关于撒谎，最单纯的人的反应是眼睛上翻，其次是下意识地摸鼻子，最不外显的动作是轻微地扭屁股，这些都是什么原理，咱们以后再讲。

学医，首先要学会细致地观察生活，从细节看人性。看病，如果看不到人性的层面，对病因的认知度就不高。关于细致观察生活，我举一个福尔摩斯的例子，有人拿给福尔摩斯一块表，福尔摩斯马上就把这块手表的主人的一生说出来了。他说首先这块表很昂贵，所以这个人出身贵族，福尔摩斯又说这个人落魄过三次，从哪儿看？还是从这块表上看，因为这块表上有三个细微的小刻痕，这三个刻痕是当铺画上的，这块表的主人曾经把这个表当过三回，但每次都能起死回生，又当又赎的，来回三次。

看病，要比福尔摩斯更敏锐。除了世事洞明、人情练达外，还有个简单的方法：要想明白病人的心境，最好能模仿出病人的表情。比如一看他有抬头纹，抬头纹和抬头纹可不一样，你要能模仿出那抬头纹拧巴的样子，你就能明白他为什么会是这个样子。若是见到什么都惊讶欢喜的样子，他的抬头纹就是喜乐抬头纹；而看到什么都愁苦，他的抬头纹就是悲苦抬头纹。这么说吧，脸上的任何纹路都是我们常年的习惯造成的，总凶巴巴的，脸上就是横肉。下巴总是撇着的，自然孤傲、轻慢。

记得刚开始学习通过望诊看病的时候，真是有点疯狂。其实，无论学什么，不到一种疯狂的境界，还真不成。直到有一次陪大使夫人们看芭蕾舞，看完后，有人说，曲老师那么有文化，给我们讲讲这个芭蕾舞吧。我就逐个分析起 A 演员腿部受过伤，B 角色胳膊受过伤，C 角色腰部有问题等，看到他们惊异错愕的表情，我才猛然醒悟学医已经把我带跑了，已经不能欣赏美好了……从那以后，我就把这套系统及时关闭了，只有该用时才开。

"在味为酸"，酸，指酸收。肝主生发，有酸收之性，才能养血。在《生气通天论》篇里，有"是故味过于酸，肝气以津，脾气乃绝"。肝喜酸，但中医最怕一个"过"字，生命最怕"过用"。味过于酸，肝气就会往外泄，收多了，就只能外泄，肝木克脾土，肝气太过的话它就会克制脾胃，就叫"脾气乃绝"。

"在志为怒"，肝，在情志上表现为愤怒。愤，竖心旁，指发出来的情感。怒，心字写在下面，指被憋的情感。怒，比愤更可怕，更影响肝，怒，憋在肝上就是肝郁。

我在《生命沉思录》里专门分析过"心"的三个写法。如果我们仔细分"析爱""慾""情"这三个字，会觉得非常有意思。繁体的"爱"（愛）字呢，心字在中间，繁体欲望的"欲"（慾）字，"心"字在下面，情感的"情"字，竖心在旁边，看来，把"心"放在什么地方很重要，在中丹田的"爱"，比下丹田的欲念要高级，比欲念要温暖，要平和，要理性。欲念的"慾"，这个心是沉底的，在下丹田，属元神，强大威猛，可以夺人的命啊。我曾用《巴黎圣母院》的故事描绘过爱的次第。《巴黎圣母院》讲的是一个天性自然的吉卜赛女郎和三个男人的故事，其实，这是一个人如何面对和处理自己的身、心、灵的故事。对她而言，军官菲比斯是身，敲钟人卡西莫多是心，神父是灵。身的爱是欲望，欲望倏忽变化，因此最不可靠，而且会无情地背叛自己。所以少女在菲比斯那里像个奴隶一样被欺诈和伤害；心的爱是孤独、是不求回报的温柔——只有为你而死，才能得到永生——这就是丑陋的敲钟人带给少女的宁静。灵的爱则是最底层、最纠结、爱恨交加，充满了撒旦的气息。当"灵"的爱出现时，一般的女人会本能地抗拒，因为它可能致命，夺人魂魄。所以，传统文化的一切教化都是让我们警惕自己的欲望，不要让它害己害人。总之，爱，温暖；欲，夺命；情，多变。人，渴望爱，惧怕欲，烦恼情。把"心"放对了位置，人的生命就稳定。我们终其一生，都有心无处安放的困扰，唯有到老时，才会明白些许，到老时，人们强调的一定不再是爱情，而是开始明白"爱"的意义。爱，是一种温柔的远观和赞美，当我们学会了和这个世界保持距离时，我们才有了真正意义上的爱。

肝气最怕被憋，一憋就瘀。治肝，只有一个方法：疏泄法，叫疏肝理气，如果有人跟你说我给你补补肝吧，补不了。肝，只有疏泄法，怎么疏泄肝郁呢？如果生气了，就赶紧两臂上举，因为肝郁在两腋，先把两腋宣开，吐出两口恶气，就会舒服很多。要不，就用暖肝法，憋，不就是寒吗，泡泡温泉，流流眼泪也成。

这世上，谁都难保证不生气。现在我对不愉快的事情的处理方式是，若与家人生气了，我会说：有话不能好好说吗？！跟外人，索性不生气了，耶稣还被自己的心腹犹大背叛呢！有几个人祸害你不是正常吗？索性"扶上马送一程"，好聚好散就成，远远地不再见面就是了。

怒伤肝，悲胜怒；风伤筋，燥胜风；酸伤筋，辛胜酸。

"怒伤肝，悲胜怒"，就是说憋闷会伤肝，而对治怒气的方法是悲伤。以情绪对治情绪，是中医最经济的办法。所谓经济，就是不用花钱就能治病。肺在志为忧，肝在志为怒，肺金克肝木，所以悲伤可以对治愤怒。比如前两年我突然想画油画了，要用色彩绽放心灵，可毕竟从未学过画画，本来我就不自信，而常人呢，又看不得抽象画，明明刚画了一座山，某人就在旁边妄评：这画的是斗笠吗？我细腻脆弱的小心灵，一下子就被憋住了，继而上升到那人是在攻击艺术的愤怒，这时怎么办？是拿起画板离家出走，还是索性离婚呢？气急后，我竟然哭了起来，一边哭，一边数落他对我以及对艺术的不尊重。看到事态如此严重，某人马上去买了画框，默默地把画装好，并假装很欣赏地挂在墙上反复看……如此，事情也就过去了。要是不哭出来，还不得被憋出个肝癌啊？！所谓情志对治法，就是我们要会调治生活，怒气难平，就去看个悲剧电影，在黑暗中默默流点泪，心肝就舒缓了。鲁迅先生对悲剧有一句精辟的概括：悲剧是把人生有价值的东西毁灭给人看。人类精神的所有苦难，在悲剧中都有体现，相形之下，我们小小的精神困顿又算得了什么呢？！总之，知其渺小，方能放下。

下面说一下肝病吧。肝之生发力源于肾水，肝之酸收力也源于肾之咸。

肝病的主要原因是元气不足。由于心情长期郁闷，再加上饮食失节，损伤了脾胃，气机不畅，则产生湿气，湿热内生，困脾伤肝，造成肝胆脾胃不和，木不能疏土，从而加剧了对元气的损伤，导致了肝病的发生和转变。

元气一旦不足，就容易感染疫毒。比如刚改革开放那时，江浙一带的人就因为饮食不节，忧苦劳顿，有很多人感染了乙肝。就乙肝的传变规律而言，一般都会转变为肝硬化、肝腹水，直至转变为肝癌。总而言之，是随着元气的逐渐虚弱而逐步恶化。治疗原则应该是恢复脾肾的功能，因为元气的积累来源于健全的脾胃功能和健康的饮食，同时，"水能生木"，肝木的恢复必须借助于肾水的充足。

在具体治疗方面，可以用药和灸法并行。重灸关元穴和中脘穴，可以补虚祛寒，强壮肝胆脾胃和肾的功能，辅以附子汤、附子理中汤、当归四逆汤、茵陈蒿汤等，治疗的速度是很快的，而且不易复发。

肝腹水是因为肝不能发挥疏泄功能了，西医基本采取抽取腹水的方法。在中医眼里，腹水不只是水，更多的是液，所以抽取腹水，只会使人更虚弱，人越虚，越化不掉水液，腹水就越蔓延。所以，不是中医不能救急，而是生命的事，有时就急不得。急性病有急性病的治法，慢性病有慢性病的治法，一切因循医理、病理，方能彻底解决问题。

"风伤筋，燥胜风"，这句是说，风伤筋，就是生发太过，只生发不收敛，筋就没弹性，筋，主收敛。肝风伤血则伤筋，而燥气之肃降，可以战胜风邪，也就是金克木。都说筋长一寸，多活十年，筋最关键的是要柔软，肝血足，筋才柔软。我从小得过肝病，筋很硬，又怕疼，所以练不了双盘，可总有人神道道地说我是从佛那儿来的，我一想，佛身边也有站着的啊，而且还离他老人家近，所以心中照样欢喜。再者，我筋硬，我爱人筋特别软，多小的凳子上，人家一下子就能双盘，一想到有人比我活得久，可以有人送终，心中又是一喜。男人嘛，老婆一死，必再娶，所以与其随随便便把银子都散给了不相识的人，不如我事先挑一个又敬我、又疼他自己、又疼我儿子、又疼我侄儿的人，好好处着……您瞧瞧，心再大的女人也难免婆婆妈妈，其实，这就是中国式的多思伤脾，还美其名曰想得远。两眼一闭，死都死了，还管那么多干吗啊？

什么最养筋？血最养筋。先前说了，辛散的药与食品有濡润的特性。比如姜是辛味的，干姜对人的气血作用多大？首先主气，气，最容易憋，所以药方里若有干姜，人就全身气机鼓荡，又打嗝又放屁的。其次，它有濡润血液的作用。其效验之一，就是能让皮肤细腻光洁。所以干姜是绝顶的一味好药，干姜、葱白这些，又是食物又不毁伤你身体，可就是有人忌讳多，不是说"夜不食姜"吗？就怕这种一根筋的，所谓"夜不食姜"，是因为夜主合、姜主开，故少食为宜。但今人睡得晚，食亦无大碍。还有所谓"秋不食姜"，因为秋主敛、姜主散，这两种说法首先都是针对没病的人而言的。但今人夏天空调闭塞毛孔玄府，宣泄不够，且空调导致肺寒，秋冬一般会咳嗽，而葱姜又是祛肺寒、胃寒之良药，所以，不能全然依旧风俗而不知变通。人是活的，思维方法也要灵活才是。

"酸伤筋，辛胜酸"。生发太过，伤筋；酸收太过，也伤筋。一切都要守中道、中庸。只要人守着中道就不会出事，只要生命守中道就会健康。"辛胜酸"，是说收敛太过了，就得用辛散法。

以上，就是所有东方的问题，同样也是肝的问题。肝，取象，就是东方所涵盖的一切，风、筋、肝、酸、目、怒，等等。下面就是南方、西方、北方了，一一对照下来，你就能完成对五行的完整认知。

下面讲南方，南方这段就短了。为什么东方这一段最长呢？因为中间多出来"其在天为玄"那一段，那是最重要的一段，把万事万物的生机弄明白了，后面就好理解了。

《阴阳应象大论》讲到此，有一件事，大家肯定不理解，讲中医、讲生命，干吗总讲东西南北？而且《阴阳应象大论》里的东西南北也与现今所说的"上北下南"不同，而是"上南下北"，难道古人错了吗？

这张"上南下北"图，不是地理图，而是人体图。南方就是头，南方就是心；北方就是下面，就是肾；东方就是肝；西方就是肺；中央就是脾胃。在古人的眼里，人最贵，生命最贵。是人发现了这个世界，赞美这个世界，如若不慎，人也会毁灭这个世界。所以，没有比探索人类更为有趣而深刻的事了。于是，谈东西南北，谈自然，谈声，谈色，谈味道，都是在谈人。更形象地谈论人体，就得谈"气机"，于是人们在东边以一条升龙来比拟，东方主生，但不能一味地生，所以升龙要低着头，只有这样才美，才有情。而西方这边用一条降龙来比拟，代表气机的肃降，但也不能落到尘埃里，所以这条降龙要抬着头。这，就是阴中有阳、阳中有阴。这，就是中国文化之玄机，人生，得意时善待他人，失意时善待自己；上升途中不忘来路，下降途中不言自弃；如此，才有圜道之美丽，之圆融。

南方生热，热生火，火生苦，苦生心，心生血，血生脾，心主舌。

我们先前花了很长的时间把东方讲完了，我们现在要讲南方。南方是一个系统，为什么说南方系统，不说心系统？实际上这是告诉我们，南方跟心相比，是一个更大的系统，心，只是它其中的一项，而南方却不是心的一项。南方是个大五行，其中声、色、香、味等是小五行。南方的特点，是生长，是宣散，凡是万物生长的状态都跟南方相关，也跟心相关。要想理解南方，先要理解夏天，"夏"这个字，甲骨文里画了个"蝉"，就是知了。夏，假也。夏天，就是在给生命放假，放假，就是让生命放松、快活、慵懒，好好地让生命休息和成长。

我总说：跟天走，别跟人走。我们之所以会犯错，就是不懂得跟天走，而总是跟着自己的欲望走。古代的帝王，也讲究替天行道。替天行道，就不是替人行道。因此，替天行道，就不是仁道，救不了的时候，还不如推他一下，与其看他剧痛，不如让他早死早投胎。人类看到自己心爱的动物受重伤后，就会补上一枪。这，也是菩萨道。这时的"早死早投胎"，也叫生路。所谓生路，不见得一定是活路，生路也可能是死路，是"置于死地而后生"的生路。因为有时候，痛苦比死亡还难受，所以有"痛不欲生"一词。死亡，可以使一切归于平复。

夏，就是要给生命放假。大家学真道，就是要当一个自在的人。如何"跟天走"呢？第一是不能媚俗，人可以平庸，但不能媚俗。比如现在很多人想减肥，有些专家就不顾生命之理，媚俗地说：春天正是减肥时。为了挣黑心钱，就鼓励大家春天辟谷，一年四季当中，夏天最耗散人的精力气血，全指着春天攒点精血来养呢！所以，夏天犯心脏病的人，一定是春天胡作的人，因为缺少气血来支撑心脏的活力。又有些人说：秋天正是减肥时。秋天，古语都说入秋要"贴秋膘"，岂止不能减肥，反而要增肥。更坏的人说：冬天正是减肥时。其实，你都不用跟天学，你跟不了天，你跟动物学，都能得真知，动物都知道冬天把自己养得肥肥的，要不然那冬天的冷都扛不过去。

跟天走，就是知道，有一个天然的减肥时机，就是夏天。夏天，人之气血全部到体表去抗热了，汗蒸腾腾，此时脾胃最弱、最寒，人自然消瘦。说来说去，天底下什么最傻？脑子最傻，脑子想得最多，一旦想当然了，脑子最容易犯傻劲儿；什么最不傻？肉身最不傻，肉身的第一原则，就是自保。自保，就是天热了，就把气血拿出去抵抗热，天冷了就要让气血全部内收，保生命之根，保五脏六腑，皮肤、手指冻烂了，都不会管。

如此说来，《黄帝内经》岂止是医学，《黄帝内经》讲的都是人生至理。

自保不是保别的，自保是保根本，无论我们做什么事，都要先保住根本。人间富贵为什么叫"浮华"？因为它没有根，浮华指的是无根。"三千里读史不外功名利禄，九万里悟道终归诗酒田园。"自保就是要保根本，冬天，人体热量全部回到五脏六腑，于是里面恰恰形成一个热的格局，你这个时候吃点凉的，这个热能给它化掉。所以东北到冬天吃冻梨，吃冰棍，这就是活得明白。而夏天猛喝冷饮就是大错特错。

南方对应的脏器是什么？是心；对应的腑，是小肠。"南方生热，热生火，火生苦，苦生心"，南方代表夏，也代表元气生发后扩散的趋势。南方生热——风寒暑湿燥火，都是天地之正气，只要说天的六气，就不分好坏。热极则生火，也就是无形生有形，火性炎上，其味为苦，火，毁也。所以火生焦苦之味。疏布之中有凝聚，就是心所蕴含的样子，所以叫"苦生心"。有人因为这句，就主张夏天多食苦瓜以降心气，其实，未必就是苦瓜，比如说把大枣烧煳了，也为苦味，本来大枣入脾胃，但烧煳后，它便有了"苦生心"的意味。

"苦生心，心生血"。火性是延上的，总得有一个东西来制约它，就是"苦"，苦性沉降，苦降对心火之上炎就是一个制约。能制约，就是"心生血"。

这里的"心生血",是指心是让气血流动的动能。真正生血的地方是中焦,中焦包含脾、胃、肝、胆、大小肠等,中焦主变化,变化水谷精微而为赤,这就叫作"血"。心,负责把血脉打到头和脚。如果回流不好,腿就会肿,就是心脏动力不足了。

"血生脾"。心脏和脾的关系是火生土,也就是脾之运化的动能来源于精血。没有火,是生不了土的,所以心脏和脾的关系就至关重要。现在西医最容易误诊的就是胃疼和心脏的问题。在中医里,心脏病有一个症状叫"心下急痛"症,即胃的上口处突然出现疼痛,其实这是真心痛,是真正的心脏病。脾胃病的要害在于,脾胃病能够引发心脏病。脾主肌肉,嘴唇是脾,很多心脏病人嘴唇都是紫的。牙龈也属脾,牙龈能包住牙,就是土克水。牙龈要饱满,这个人脾就强,心脏就强。每天早晨刷牙牙龈流血的人就要小心心脏病,西医只是根据长期的经验,认为牙龈不好的人就会有患心脏疾病的风险。

脾经经脉"系舌本,散舌下"。即舌下有一个系带,直通脾经。这就是为什么心脏病发作时,舌头有发紧的感觉,其实这里也连着下巴,人被气着的时候,下巴乱抖,就是心脏急掣,人说话也就不利索了。一般来说,下巴大的人,沉得住气,小下巴的人脾气偏急,都跟心脏的能量相关。过去中国的审美喜欢国字脸,我们20世纪五六十年代的男女演员各个四方大脸,浓眉大眼,就是身体好。现在男的为什么叫小鲜肉,就是身子弱,就剩下鲜了,都是小尖脸。下巴小的人虽然灵秀,但心灵偏脆弱。而当官的和做生意的，还是以大下巴的人居多，这种人，心脏能量强，抗打压。

"心主舌"。脾胃所主之五味，由心感知，心之苗为舌，舌有味蕾能辨五味，传递不同味觉信息给心。舌，能辨五味，所以，人能吃得有滋有味，也是心力强大的表征。

舌头不仅跟心有关，还跟一些经脉相关：手少阴心经之别系舌本，所以舌头的僵硬和不灵活与心病有关。足少阴肾经之脉挟舌本，足厥阴肝经之脉络舌本，足太阴脾经之脉，连舌本、散舌下，所以，五脏病变，都会影响到心脏，并通过舌头有所表现。

现在中医院校因为脉诊讲不好了，就喜欢讲舌诊。舌诊主要诊察舌质和舌苔的形态、色泽、润燥等，以此判断疾病的性质、病势的浅深、气血的盛衰、津液的盈亏及脏腑的虚实等。舌象，可以按五行分，舌尖为心肺，两边为肝胆，中间为脾胃，舌根为肾。如果中间有一个舌裂，就属于脾胃大伤。如果舌裂一直到舌尖部，就是心肺气也伤了。两边有齿痕就是脾湿不化。舌根部苔腻，为肾寒。舌头两边有青紫带瘀斑，是情感重创造成的肝瘀。

从应象上看，从脸部五色可以知脏腑，从眼睛可以知脏腑，从舌头上可以知脏腑。但更细化，更隐秘的就是脉象。脸是给所有人看的，舌头是给医生看的，脉象是给神人看的。现如今，脸，又整容、又化妆的，人快看不懂了。舌头呢，乱吃东西，染上各种颜色，医生也快看不明白了。但什么都变了,脉变不了,脉,才是内在气血的真实表现,如果把脉学学好了,你出没出过车祸,受过没受过伤,一把就出来;肝上有没有血管瘤、肺上有没有钙化点,子宫有没有肌瘤,一把就出来,所以,真正有本事的人,可以不看脸、不看舌,脉象,就是最真实的人生啊。

> 心,本性为散,你若憋着了,就忤逆了它的本性。

关于心,我们须知,散,是它的本性,你若憋着了,就忤逆了它的本性,而肝的本性是"升中有降",肺的本性是"降中有升",脾胃是横向运化后"脾升胃降",肾是沉降中蕴藏生机……这,就是五脏本性导致的运动方向的不同。

凡事都要先讲本性。什么叫本性?春天花开,就是本性。为什么几乎所有人都喜欢花?因为人人都渴望绽放,人体也一样,在阳气充足的时候,也有宣散的本性。春光是关不住的,总有枝枝红杏追着光,追着风,跃跃欲试而出墙来,因为这是本性,在散性里面,表现最强的,就是花朵。但光有本性还不行,还得看天的脸色,比如我年年春天给花朵拍照,发现"岁木不及"之年,天地之生发力不够时,花儿该开还是开,就是无神。其实,我们每年看花和树就可以看出很多东西,岁木不及之年,春天就像秋天,热里总有一丝寒意,连花朵都瑟瑟的。

心本性为散,其天性,就要看元气,元气足,心就阳光灿烂,元气不足，心就无力，心无力，血脉就无力，血脂就黏稠，血脉就拥堵。心，本性为散，就生不了癌，但若被憋，就憋在心之臣使之官——心包，心包之膻中在两乳正中间，这儿最怕憋。所谓"收心"，是把心收在膻中，膻中主喜乐，主绽放。易筋经韦陀献杵第一式，就是让我们先把心收在此处，经文说做这个动作时，要心诚貌亦恭，即练功不只是练胳膊练腿，连表情上都要有变化，才叫练功。表情的变化，意味着五脏的变化。现在很多人教你功夫，但不教你这句话，就是功夫只传一半。

其在天为热，在地为火，在体为脉，在藏为心，在色为赤，在音为徵，在声为笑，在变动为忧，在窍为舌，在味为苦，在志为喜。喜伤心，恐胜喜；热伤气，寒胜热；苦伤气，咸胜苦。

"其在天为热、在地为火"，这句是在说南方系统在天之六气为暑热，在地之五行为火。这是在讲天地的关系，人，首先生长在天地间，与天地脱不了干系。光讲"心"没有用，关键得看天地对心的影响。天地，从哪里看？从天干地支里看，天干地支里又有五行，所以又可以看到五行与心的关系。比如天地为火象之时，火生土，对土，就有慈惠，土呢，又分己土和戊土，己土卑湿，就喜欢火，所以可收元阳；而戊土高燥，见丙火而焦。所以最好是泄其威，用己土。这么说吧，火生土，火就像母亲，生了两个儿子，一个叫己土，一个叫戊土，己土弱，戊土强，于是母亲就偏爱己土，跟戊土就有点不对付。再说火熔金，金又分庚金和辛金，庚金为阳金，其性顽固，火则灭之；辛金柔和，阳火与阴金相合，反而不伤。这就好比世事人情，对抗，则容易互相伤害；示弱，反而能发展。讲天干地支，就是中国文化的天地人观，人不是一种孤独的存在，人的命运与天地宇宙密切相关。

"在体为脉"，即南方（火）在人之五体表现为脉。中医，有气脉，有血脉，如果以西医的血管来打比方，血管内的可以叫"营血"，外面的气脉叫"卫气"。其实，中医的气脉、血脉都与血管无关，它们只是一种生命现象，活着时，气脉、血脉都存在；人死，气脉、血脉就都找不到了。就好比细胞，只不过里为阴、为血，外为阳、为气。"气为血之帅"，没有气的固摄，这东西就散了；没有气的推动，这东西也动不了。反过来讲，这东西若不精粹，也生不出外围的这个气脉。所以气脉与血脉，实质上是共生的东西，而不是两个不同的东西，阴阳交通，二者皆活跃，阴阳隔绝，生命就死去了。血精粹，气彪悍，生命就有力量，生命就是鲜活的。如果血不精，气不粹，生命就是枯萎的。

有时候去做体检，对方会说你的细胞死气沉沉，这时你可以出去跑一圈，回来再测，你的细胞也许就鲜活饱满了。再比如，你若在排卵期，你全身的细胞也相当于在活跃期，癌细胞也可能在活跃期，所以体检都得找好日子，找错了，就是要命的日子。总之，明白了这些道理，就不会被那些图像吓死。

而心"在体为脉"，是指心是人体的动能，它推动细胞走天下，走天下而形成的势能，就是"脉"。心动，万物才动，五脏才动，所以"心为君主之官"，统摄天下。心动，对五脏六腑是好事，但"心之官为思"，心动又会影响思维，动而不止即为欲，当这个欲望过度耗散心之动能时，就是欲火焚身，就是死。所以中国人才讲中庸，中庸，首先不是做人的中庸，而是气血的中庸。气血调和，人的欲望就是有度的，就不会过度。女人可不可以想？女人那么好，怎能让人不想？！《诗经》里还赞叹淑女呢！但是它有一个原则，一定要守思维之正，思无邪。思无邪，就是生命的正能量。把《诗经》放在六经之首，就是告诫众生，先守住情感的正，就守住了心的正，心正了，五脏六腑就乱不了，所以《灵兰秘典论》中说："故主明则下安，以此养生则寿，殁世不殆，以为天下则大昌。"

我先前讲《诗经》时讲了一个女子因夫家不给聘礼而抗婚的故事（《召南·行露》）。大家会觉得要聘礼多俗气啊，可姑娘在大堂上义正词严地发表了一通演说："'以为夫妇者，人伦之始也，不可不正。'对方娶我是要让我替他家生育子孙的，这是传承家业的大事，夫家从一开始就轻礼违制，一物不具，一礼不备，一开始就不按规矩来，就是不重视这场婚姻，就是不重视家族的繁衍与传承，我就不能嫁给这家。"姑娘说得不无道理："你家一开始就不按规矩来，对我不重视，就是对子孙后代的不重视。我天天憋屈着,生的孩子自然抽巴、拧巴。你若待我好,尊重我,我自然舒坦、愉悦,孩子自然也圆润、敦厚。"其实,婚姻一开始正气点,挺好。事后倒后账,才憋屈和面目可憎。没有这点自尊自重的坚持,如果夫家一开始就轻慢了你,后果可想而知。其实,所谓俗套,就是规矩,按照规矩做,大家都省心。有些俗套之所以让人厌恶,只是其中的发心偏了,只要发心正,俗套,无可厚非。

中国古代讲了一句话"气为血之帅",是气带着血往前走,而不是血带着气往前走。大家现在天天说要补气血,气怎么补?血怎么补?先补气还是先补血?都说黄芪补气,可补气汤里,当归的量得是黄芪的一倍!又说当归补血,可补血汤里,黄芪药量要比当归大一倍!这还只是气血偏失的情况下,若气血俱虚时,当归、黄芪,都赶不上红参既补气又补血!所以,万事别听风就是雨,明白原理才最重要,才能凡事自有主张。否则就是糊涂,耽误自己尚可,耽误别人不成。我在《四气调神大论》中说过:古代是传方不传火,就是方子我可以传给你,但不传火候,所谓火候是什么?就是剂量,传方不传火,就是不告诉你剂量。其实,不传剂量也没什么大错,剂量一般要把脉后依照病人的强弱而定。但张仲景的《伤寒论》是传了剂量的,所以他真是慈悲的圣人。比如我们都知道,当归,入

▶ "气为血之帅",是气带着血往前走,而不是血带着气往前走。

肝经补血；黄芪，入肺经、脾经、心经，补气，这只是通识。其实，恰恰黄芪对补血有独特的功效。因为气无形，血有形，有形的血不能速生，必得无形之气以生之。所以黄芪用于当归之中，自然助当归而生血。若要补血，黄芪剂量要比当归大一倍才行，也就是补血要先补气，加大气分的力量，补血的东西虽然少，但只要气一上去，血就能够动起来。而若想补气，必须兼用补血之药，多用当归、人参，以提气，血足而气自旺。这就是中医配伍的妙用。

中药讲究君臣佐使，《素问·至真要大论》说："主病之谓君，佐君之谓臣，应臣之谓使。"但这句里，只说了三层，把"佐"和"臣"合二为一了。我索性说得再明白些。君药，一般放在方子的最前面，而且量大，因为它决定着此方子对应的主证和最终目的。臣呢，是看君的脸色和心意的，同时还得先做些事，哪有让君冲在前面的？臣的作用，就是给君铺好路，让君光光耀耀地出来。比如散风驱邪解表的麻黄汤，正好是四味药，其中，麻黄发汗解表为君药，要想一并解决恶寒、发热、无汗、头痛、身痛等症状，光有麻黄之威还不行，还要有桂枝做良臣，在里面调和营卫，使暗劲儿，才能助麻黄发汗解表，虽用了大力，但又不彰显其能的，才为良臣。佐药为杏仁，佐，就是辅佐，寒邪束肺，所以人会喘，杏仁平喘，正好佐助麻黄。使药呢，一般意义上，一是引经药，引方中诸药直达病灶的药物，二是调和药，即起到调和诸药的作用，使其合力祛邪，说白了，使，就是派出去的使者，递什么样的话，传达什么意图，都是使者的事儿。最终药力要解决哪儿的问题，也是使者的事儿，比如方子要治疗胃病，就要找一个入胃经的引经药，把队伍带过去，别治了半天胃，还没把门敲开，就尴尬了。

甘草在麻黄汤当中起什么作用呢？首先，甘草入脾胃，土生金，脾胃强了，肺自然强。都说甘草是"国老"，这个"国老"之名，可不是一般人担得起的。所谓"国老"，就是要帮助一件事物中所有的正能量，比如在麻黄汤中，甘草是强心剂，太阳被憋，还须少阴心肾使劲儿，有甘草，麻黄驱邪就势如破竹；有甘草，桂枝调和营卫，便有内守；有甘草，甘则缓之，更助杏仁平喘；最关键的，此君麻黄气势太过，恐伤本命，所以，甘草还负责镇国安邦，最后，还要把自己的功德降到最低，不争其中一丝一毫的名与利……你看，中国文化至高无上之境界，最谦卑无为之高德，借由甘草，可以在中药方剂中表现得淋漓尽致。岂不是，从医入道，是大捷径！药尚且如此有道行，况做人乎？

明白了君臣佐使，大家大概就不会在食疗上胡来了吧？老百姓嘛，吃饭就是吃饭，别没事在药上瞎鼓捣。又是黄芪又是枸杞地泡水喝，到底要干吗呢？君臣佐使一定要弄明白了再喝。都说去湿要吃薏米红枣粥，薏米难化，若脾胃虚弱，这薏米红枣粥就吃不得。有人说红枣不是入脾的吗？可红枣吃多了，就容易滞住脾胃，反而越吃越胖。红枣只有在一种情况下不容易滞住脾胃，就是用炭把红枣烧煳了，烧煳了以后，其味为苦，所以主降，就把胃气往下带，代谢增强了，才能把里面的湿邪带出去。

所以说，孔子把《诗经》放在六经之首，就是让大家先做个明白人，到老了，懂畏惧了，再"韦编三绝"玩《周易》之辞，人事、人情还不懂呢，肉身阴阳、气机还没整明白呢，《易经》，从何处下手才能整明白？！补气就要靠血足，补血就得靠气足，天地人身之火候，就是度。中医是最高级的辩证法，绝不能一条路走到黑，纯粹把《黄帝内经》看成医学，就是没活明白，就是对《黄帝内经》最大的误解。让高中生毕业去学中医，也是糊涂的做法，中医最需要人生积淀，比如官员，就适合退休后学中医，因为已经阅人无数，看透了虚伪狡诈，深知贪嗔痴害人身心，且明白君臣佐使之道，再通晓人性之理，无非都是治人，于是，上手便是老中医。更何况，张仲景原来也是长沙太守，也是先为官、后为医，有先例在前啊。

"在藏为心，在色为赤"。别忘了，这些句子的主语都是"南方"，南方在脏为心，在色为赤。天底下你只要看到赤色就要联想到心，这就是同气相求的取象思维。比如红色的花可以入心，花儿能绽放也符合心的特性。都把女人比作红玫瑰、白玫瑰，问男人到底喜欢哪个？懂得了同气相求，就知道了，红玫瑰直接动心，而白玫瑰高雅、素净，可远观，亵玩恐怕了然无趣。最终让男人动肝、动肺、流了泪的，还是念念不忘的红玫瑰。

再说人的身体，脸色赭红，红得有点不正常了，不是高血压，就是要中风，或得心脏病。老人两颊突然红中带粉，也是危象。眉宇间如果红且光润，主好运当头。若红如烛火，飘忽不定，主祸福在旦夕间。

"在音为徵"。徵，这个字读 zhǐ。徵音，主喜乐，宣散。和而美也。

"在声为笑"。心的本能就是笑，笑，有微笑，有冷笑，有大笑，有嘲笑……可见人心之复杂。笑声，有呵呵、咯咯、嘻嘻、哈哈……可见人心之多变。

"在变动为忧"。凡是讲到变动，都是指病变，心脏病的病变就是忧，忧就是憋闷。心的本性是散，得病就是因为憋闷。前面讲了"肝在变动为握"，手抖，是肝病，手抽抽拘挛、全身抽筋是肝病，身体开合不利，比如弯下腰后直不起来了，也是肝病。只要是开合出问题了，都是肝病。心脏出问题呢，比如说抑郁，属于被憋，憋到极致就是发疯，所以发疯也是心脏的问题。心主神明，凡神明的问题，都属于心。治疗心脏病，可以从脾胃治，从肺治，最严重的心脏病从肾治。

"在窍为舌"。舌为心之苗，舌头上的一切病变都跟心脏有关，包括言语的口误等。

《灵枢·脉度》说："五藏常内阅于上七窍也。故肺气通于鼻，肺和则鼻能知臭香矣；心气通于舌，心和则舌能知五味矣；肝气通于目，肝和则目能辨五色矣；脾气通于口，脾和则口能知五谷矣；肾气通于耳，肾和则耳能闻五音矣。五藏不和则七窍不通；六府不和则留为痈。"

这句的要点在一个"和"字。肺不和，鼻就不能辨别五嗅，就闻不到味道。心不和，舌就不能辨别酸辛甘苦咸五味。其实，味觉的感受性与嗅觉有密切的联系，比如感冒的时候，在失去嗅觉的情况下，吃什么东西都没有味道，可见香与味是密不可分的。肝不和，目就不能辨别五色。脾不和，嘴巴就不能辨别五谷。肾不和，耳朵就不能辨别五音。因此，五脏不和，人的七窍就不通；六腑不和，人就积滞而生痈瘤。

咱们就说"舌知五味"吧。中医的五味是酸、辛、甘、苦、咸，而舌头上最基本的味觉有甜、酸、苦、咸四种，我们平常尝到的各种味道，都是这四种味觉混合的结果。舌面的不同部位对这四种基本味觉刺激的感受性是不同的，舌尖对甜、舌边前部对咸、舌边后部对酸、舌根对苦最敏感。

我们为什么饿的时候吃东西香，饱了以后吃什么都不觉得香呢？这是因为味觉的感受性和机体的生理状况有密切的联系，比如，饥饿时对甜和咸的感受性比较高，对酸和苦的感受性比较低；吃饱后就相反了，对酸和苦的感受性提高了，对甜和咸的感受性降低了，所以就没有吃的欲望了。

人生病时，就会有味觉异常。比如进食时，口中有异味感，或不进食时，口中也觉有异常味道。口中气味异常，是心、脾、胃、胆等脏腑功能失常。口苦，是指口中有苦味，多见于急慢性炎症，以肝、胆炎症为主，常与胆气上逆、胆汁代谢失常有关，甚至还可见于癌症。

《伤寒论》谈到少阳病时说："少阳之为病，口苦，咽干，目眩也。"少阳指胆和三焦，胆与厥阴肝互为表里，又为太阳和阳明的枢纽，其经证一般是耳聋、目赤、头角及太阳穴疼；其腑证是口苦、心烦、喜呕。经证腑证，治疗上都可以用小柴胡汤。胆汁为苦，火之味为苦，其性热，且上浮，有热，则伤津而咽干，肝胆之火又有风木之象，人就会眼前发黑、眩晕。大家看少阳病很有趣，嘴巴、眼睛、咽喉都是空窍，且都有半表半里的特性。用小柴胡汤呢，柴胡配黄芩，柴胡是个气分药，可解肝郁，并推陈出新，总得让邪气向外走吧；黄芩在内清肝胆热。少阳不如太阳、阳明力气大，所以用人参、甘草配大枣，可以补中益气、大补津液，补五脏虚，这就叫"见肝之病，知肝传脾，当先实脾"，杜绝了少阳之邪入太阴的路径。而生姜配半夏健胃止呕，把少阳病的胸胁胀满、胃气不和的毛病给解决了。所以，这方子，有道行啊。

有些人还自觉口中有咸味，一般多见于慢性肾炎、慢性咽炎和神经官能症等。在中医中，口咸、畏寒、肾病较多见。同时伴有腰酸腿软，神疲乏力等症。

下一句心"在味为苦"，则指心主宣散，以苦味为制约。

为什么说五脏六腑是最有智慧的呢？就是它们绝不允许无节制地使用自己，它们明白自己的优势所在、动力所在，同时它们自带"刹车片"。为什么说人脑是最靠不住的，因为它会无限制地使用自己的优势，直到有一天它在这个优势上栽了大跟头,所以有"强梁者不得其死""聪明反被聪明误"等话,即指过分倚仗优势为所欲为会得天惩。所有的自带刹车系统,表面上消极、劣势,但它们属于自保,虽胆小如鼠,但毕竟鼠行天下。知弱守雌、知白守黑,便是老子"守雌"之道。守雌,也是自信的表现,因为内心强大,才不动神色,甚至呆若木鸡。能制约自己,才是真正的强者,才不惹天怒人怨。

总之,才气、优点,可以让你出类拔萃,但也许会让你命运多舛。其实,优点越突出,对自己的限制越大,相反,保护自己的恰恰是缺点。

"在志为喜。喜伤心,恐胜喜"。喜有邪正之分,正者输布于脉内,流畅无阻;邪者外散不收敛。喜乐输布过度而没有收敛,就会损伤心之正气,损害心的正常功能,就是过喜则伤心。怎么制约这个喜?就是用恐惧。肾主恐,肾为水,心为火,水克火。范进中举时,大喜而疯,须老丈人扇大嘴巴而定其神明。

"热伤气,寒胜热"。过热则伤气,喜乐输布过度而没有收敛,就会损伤心之正气。寒胜热,不仅是水克火,还指寒水生发、元精增益可收敛虚热,比如回阳救逆药物或灸法,都可以取到这样的效果。但大多数人都理解成了用寒凉药消伐人体热气,就是大错特错了。

"苦伤气,咸胜苦"。苦伤气,是说过于苦降也伤元气,在临床上,当出现虚热时,有人就急于上苦寒药灭火,重用连翘、金银花、芩连等,会更加逼出虚火而伤元气。我先前讲过：虚火实火皆源于真阳，此时应该引火归元，而不是强行灭火。咸胜苦，表面意思是水克火，但在治疗上的真正意义是发挥真水的凝聚功能，使真火可以归元。关于阴和阳的理解，最好从《易经》乾卦入手，水小，龙潜；水大，龙飞。真阳二字，一名相火，一名命门火，一名龙雷火，一名无根火，一名阴火，一名虚火，也就是说，一个事物，名字可以有很多，但真相只有一个。当它处于不同的位置或发挥不同的作用时，可能会有不同的名称。真阳发而为病时，一名元气不纳，一名元阳外越，一名真火沸腾，一名肾气不纳，一名气不归源，一名孤阳上浮，一名虚火上冲，名目虽多，不过坎中之一阳也。这一阳，即天行健之龙。水盛一分，龙亦盛一分，龙即火也，水高一尺，龙亦高一尺，是龙之因水盛而游，从病理上讲，也就是阴盛导致虚火上炎，虚火上炎最常见者，为现今医学所称之慢性咽炎、喉炎、口腔炎等，一般人用清热解毒、滋阴降火等法治疗，如六神丸、喉炎丸等，病最终不见大愈。此时当用扶阳抑阴的方法，比如桂枝、附子二物，力能补坎离中之阳，其性刚烈至极，足以消尽僭上之阴气。从此，阴气消尽，太空为之廓朗。用甘草干姜汤、附子理中汤等方剂施治，每获良效。比如曾有一女子因遭际不顺，情感被憋，出现大喊大叫，如见鬼状之象，其家人曾跟我学过《伤寒论》，问能不能上大承气汤。我从照片上看其舌苔厚腻干裂，但惨白，又知其已几日不曾大便，断其只是亡阳，有躁狂和烦躁，并无谵语，大可不必上猛药，只是甘草干姜汤即可，果然，两剂即大便，厚腻之苔全无，顿时如新人，收虚火于丹田，姑娘心平气和后，还弹奏了一支古曲以谢仲景。药不过两味，甘草60克、干姜40克，都是平常之药，却能救人于危急，这就是我们学习医道的最大益处。

中央生湿，湿生土，土生甘，甘生脾，脾生肉，肉生肺，脾主口。

这一节开始讲中央系统，其实也是中国文化最核心的部分了。中央第一大特性就是湿，关于湿，作为六气之一，不分好坏。天地无湿，不足以运化；人体无湿，生命会出现运化过快的问题。湿，有点像生命的刹车片，它制约生命，让它慢点走向终点。如果我们的生命太快，就干掉了，就枯萎了。湿，是让生命慢下来的一种状态。但过湿，也会让生命的阳气受损，好比烂泥扶不上墙。

人体有一个三焦图，把"湿"分三种状态，上焦的湿，不叫湿，叫雾，叫"上焦如雾"，雾是一种气化的状态。从膈肌往上，身体基本保存在一种气化的状态。如果这个状态从雾变成了水湿，人一定会出现咳嗽、痰喘，以及心悸。咳嗽就是要把湿给弹出去，别一见咳嗽就急着上消炎药，先让自己咳三天，辨证准确了再上中药，肺癌为什么越来越多，跟上药太快及误治有关。

现在很多病都有一个问题，上药太快了，急于压症状。生病，其实是人体的警报器响了，急于拉灭警报器，就是让生命放弃觉知。小孩吐了，吐了就吐了呗，属于吃撑了自保。在所有的脾胃呕吐里，最应该提防的是喷射状呕吐，那可能是脑子出问题了。如果是一声一声地呕，一口一口地吐，就是脾"在变动为哕"，脾胃病而已。打嗝，属于胃气上逆，胃气不降。相对于呕吐、打嗝等，口气重则是需要注意的事情。

水湿在生命中的表现是：上焦如雾，中焦如沤，下焦如渎。雾就是气化状态，由此可见，上焦阳气最足。中焦如沤，沤可不是一个坏词，沤就像沼泽地。人类越来越重视环境中的湿地，有人管它叫地球之肺，犹如人体命门所在地。没有沤，就没有运化。下焦如渎，渎就是下水道。下焦有大小肠、肾、膀胱等，这些全都是水道，哗啦哗啦地流动。你说这水道全部流入腿中，不就是肿胀吗？那到底是由谁控制着下焦的水道呢，小肠和膀胱啊，它们同属于太阳，有太阳般的气化作用，才能保证水道的正常，而不造成湿邪。

三焦，是五脏六腑之外的一个独立系统，指的是五脏六腑连缀之网膜，以其运化速度及状态而一分为三：上焦如雾，雾乃精之气化，精粹，且运化快速；中焦如沤，如沼泽，水土各半，运化中速；下焦如渎，如委曲之沟渠，运化最慢，易堵。

其三者的联系是：中焦是上焦的根，下焦是中焦的根。中焦运化水谷精微给上焦，上焦快速运化的精华又输布给下焦。如此，便是人体之气机。

其中"中焦"便是要害,是人体气血的来源所在。

《黄帝内经》太妙了,人体就是一种水液的存在,如何治水,不仅于国家是个问题,于肉身也是个问题。上焦的水怎么治?增强气化。中焦的水怎么治?保持运化。下焦的水怎么治?防堵防漏。上焦用茯苓渗湿,就是像海绵一样,把雾化中的水液慢慢吸走。中焦用白术,鼓荡命门与肚脐之间,使运化有力。下焦用泽泻等,疏通水道,以保无虞。

"中央生湿,湿生土"。如果生命没有湿,那代谢得太快了,就会出危险;而过湿,又会阻碍生命的运化成长。"湿生土",是指无形的性质产生有形的功能。生命就这么慢慢沤着,才能出现"土"这个德行。中国文化说"土爱稼穑",土的本性有两个特点,稼,种下种子为稼,穑,收获粮食为穑。四方——东西南北,就没有这个特性,而东西南北所做的一切,都是为了中央脾土的稼穑。所谓中央之德的最高德行,就是一个字——"信"。为什么中国人最讲究信?信,就是有来有往,下了种子就发芽就叫"信"。天底下什么都有可能骗你,只有土地不骗你,农业大国里,土地最牢靠,所以中国人永远喜欢买房子买地。农业文明里,有几件事是不会变的,第一是爱土地,因为土地是衣食父母,不会骗人,撒个种子就会发芽。第二是非要生儿子。很多男人不生儿子死不瞑目。生不生儿子有那么重要吗?其实,恐怕还真挺重要,为什么呢?咱也不知道亚洲人是怎么知道儿子对男权文明的意义的，西方医学认为，女子的染色体是XX，男子的染色体是XY。假如生了一个女儿，染色体还是XX，并没有显现父亲的Y，如果生了儿子，这个儿子必定有一个Y，这个Y一定是从他父亲那儿来的。从这一点上来说，生儿子就遗传父亲的Y，所以，传宗接代，其实是在传那个Y！这，就是东方人最固执的追求。西方人不重视这个Y，可能是另一种聪明，因为知道这世界是乱的，所以不好判断未来的那个Y是不是自己的，但有一点是确定的，女人生的孩子一定就是这女人的……但随着代孕的兴起，女人生的孩子也有可能不是自己的了。要知道现今世界变得如此混乱，祖先较那么多劲儿，真是徒劳啊……从这一点上说，我们倒认为大家最后都是兄弟姐妹，所以，在这个世界上，讲究温和的爱，无须教化和灌输观点，因为，这是一种生命本性的必然。也就是说，生命链条，在短时期内，还有迹可循，从生命的长河来看，没必要计较太多，大家不是远亲，就是近邻……

"土生甘"。有形又化无形。土性黏滞，甘主濡润，走中焦，可以宣开脾土。

"甘生脾"。无形又生有形。气味本无形，但可以生出有形。比如受精卵就是由血腥之气刺激而分裂变化，并且由这个气而生了鼻子这个器官，汉字的"自"，就是鼻子。鼻子的上面走的是督脉，下面是任脉。

"脾生肉"，指水谷变化成精微。肌，主生发；肉，主收藏。脾气足不足就看你的肌肉状态，你们现在就去捏一捏自己的肌肉，如果自己的肌肉是很结实，就是脾气特别足，如果松松垮垮就是有问题。男女到50岁以后，脾生肉的功能就下降了，肌肉状态就松懈了。关于重症肌无力，西医不明是脾病，只得上激素。中医从脾胃治疗，基本可以治愈。其病的原理无非是：脾运化无力，不能向四肢疏布水谷精微，肌肉便一天天地缺气少血，久之，筋骨无力，肌肉萎缩。所以，此病以健脾为第一要务。

"肉生肺"，指土生金。要想肺气强大，治脾，永远不要忘了一句话，脾胃为生气、生血之所。有人问，血虚怎么办？先好好吃饭。气虚怎么办？好好吃饭。气化能力强了，吸收能力强了，什么都不虚了。大家记住，我们身体每天都在做一件事，就是把所有粗糙的变成精华，也许，这就是生命的意义吧。哪怕是便便，也必须是黄色、细腻、成形的才叫便便，若是粗粗拉拉一大堆下来了，那是脾的运化能力、胃的腐熟能力、大肠津的功能等通通出了问题。生命的意义就在于：把一切粗糙的，变成精华，这里面包括食物、思想、灵魂。

"肉生肺"，就是脾土生肺金，肺气不足就是脾胃不行，治肺病、治皮肤病等问题的第一原则，是先治脾。有些人很不理解，为什么理中汤能治牛皮癣，通脉汤能治哮喘？原理不过就是土生金。

"脾主口"。脾气通于口，口生唾液能使五味发生变化，能够把对食物软硬粗细不同感觉的信息输入大脑。过去的女孩子唇红齿白，唇红、嘴唇饱满就是脾气足，嘴唇红润就是脾血足。口腔疾患最麻烦的就是口腔溃疡，艾滋病人通常是满口的口腔溃疡，一句话：五脏皆虚。而且是阴阳俱虚。

什么象表示气虚？溃疡面塌陷，凹进去一块，通常上面还有白膜，这就是气虚。溃烂，则是阴虚，塌陷和白膜是气虚。20多岁的人月经过后的口腔溃疡，一定舌头疼，只要这个人喊疼就还是"精足"。等到溃烂时不觉得疼了，就是精也不足了。

其在天为湿，在地为土，在体为肉，在藏为脾，在色为黄，在音为宫，在声为歌，在变动为哕，在窍为口，在味为甘，在志为思。

"其在天为湿，在地为土"。风寒暑湿燥火六气，中央占其湿。我们现在有一个特别大的毛病，就是爱起分别心，有人问这湿是好还是坏啊？无好无坏，就是正常的气。"在地为土"，正常的湿，运化生成的就是土。

"在体为肉，在藏为脾"。其在天为湿，在地为土，在人体就运化为肉，在器官就是脾及其连带组织，这些都是同气相求的。肉大还是脾大？当然是肉，因为全身都有肉，脾主肌肉，所以全身又都是脾。心主血脉，全身无处不血脉，所以全身都是心。学《黄帝内经》，就怕脑子轴，一轴，就没法讲了。一说肌肉有病属于脾，有的人就问：那我要不要去医院检查下脾啊？这就没法往下接了，一接，就得讲堂课。所以大家现在这样好，先听了课，今后一说什么都心领神会的，彼此都轻松。其实，有时做心理医生比做中医好玩，因为心理医生按小时收费，如果你来早了，这不是焦虑症吗？如果一分钟不早、一分钟不晚,就是强迫症。迟迟晚到,就是拖延症或冷漠症。反正没毛病你也不来,只要你找医生你就是病人。

西医呢,病人会先求救于医生,医生没办法了,就让你去找心理医生。

唯有传统医学从一开始,就涉及全方位的拯救及关怀。

中医判断病情,既要心理,又要生理、病理,还不能用吓人的病名怼病人,有肌瘤,也得说成是瘀血。我在《生命沉思录2》里说过:喜欢传统医学,是喜欢它的诗意和感性,是喜欢神农们君子般的悠然和美感。比如浮脉,如微风吹鸟背上毛,柔飘轻泛;比如药性,花性上漾,根茎攻里,核性破坚;比如经脉,如河流,有泉眼,有深池,有浅滩;比如五脏,有君主,有将军,有姹女,有黄婆;比如六腑,有霹雳,有和合,有藏污,有纳垢……比起市场医学,中医是温暖的、悲悯的:她称肌瘤为瘀血,为癥瘕;她视高热为太阳发热、阳明热、少阴热。她坚持触摸你的身体、你的脉搏、你的后背、你的痛点。她从不用冰冷的、庞大的、强辐射的仪器扫描你。一个好的医生、一个好的医学理念,一定知道你的痛苦源于生活,源于你精神的困顿,她眼里是苦难的"人",而从不是单纯的"病"。但现在,这种集医生、心理医生于一身的大哲大贤已寥寥无几,所以,悲怆之余,我们百姓,唯有自救。

肉最怕什么?湿重,土气太重或者土气被憋。阳气不足,则湿重,过湿则伤脾,土质太黏滞了,伤到人肉就是浮肿。人到50岁之后肩膀肌肉粘连,也是脾病,所以叫"五十肩"。其实,肩背部紧张,男人源于压力,女人源于情感的压抑，所以肩背部，还需要温暖的爱和爱抚。

"在色为黄"，黄，为中央之色。全身，只要出现黄色，就是脾的问题。比如有的人手掌心焦黄焦黄的，就是黄疸，就属于脾的运化过度。

"在音为宫，在声为歌"。中国文化讲中道，所以中国古代的乐器基本上以宫音为主。宫这个声音不要以为是从脾来，宫，宝盖头，代表房子，里头是吕，吕，脊骨也。所以这个声音一定从中间往后贴着后脊梁骨发出，可以宣脾。如果我们细细地揣摩音声，会发现音声能够鼓荡脏腑，比如，发"嗡啊吽"音，嗡音，震动头部，啊音，震动胸腔，吽音，震动少腹和丹田。所以发音必然能治疗脏腑，古代医生陶弘景发明的六字诀，就是依据此原理创制的习练脏腑法。我一向坚持学中医的学子一定要习练易筋经和六字诀，因为，习练易筋经，可以明经络；习练六字诀，可以明脏腑。

比如说六字诀里肝的声音是"嘘"，而中医里讲肝的声音是"呼"，这二者有什么不同吗？可以这样说，人体发"呼"声属于自救和对肝郁的释放，而有意识地、不出声地发"嘘"声则属于对肝的锻炼，因为这时腹部会收缩，兼之身体的左右旋转，肝气就得到了锻炼。而六字诀里，脾声为"呼"，中医里脾声为"歌"，"歌"是脾的自救，唱歌可以宣脾，而"呼"是对脾的锻炼，脾病呼时须撮口，也得收腹，可以救治口臭、四肢生疮、食冷积不化等。大家注意到了，肝声为呼，六字诀脾声也为"呼"，这无非是肝木克脾土，肝声发"呼"，就是因为木克土，此时疏土以救木而已。

在这里，索性把六字诀全部放上来让大家看一下：嘘木，为肝诀；呵火，为心诀；呼土，为脾诀；呬金，为肺诀；吹水，为肾诀；嘻，为三焦诀。陶弘景说："纳气有一，吐气有六，纳气一者谓吸也，吐气有六者，谓吹、呼、唏、呵、嘘、咽，皆出气也。……依常以鼻引气，口中吐气，当令气声逐字吹、呼、嘘、呵、唏、咽、吐之。若患者依此法，皆须恭敬用心为之，无有不差，此即愈病长生要术也。"此长生要术，还望大家悉心揣摩。

此外，还有锻炼口诀：春嘘明目木扶肝——就是春天多"嘘"，专治目赤不明等眼疾；肝若嘘时目睁睛——发"嘘"声时眼睛要睁大，专治胆气不清眼目之疾。这个对现代人眼病，是个大疗愈法。

夏至呵心火自闲——夏天多发"呵"声以救心，专治口热舌干，气不通；心呵顶上连叉手——就是一边发"呵"声，一边两臂头上交叉手指，可以去面红和口舌之疮。

秋呬定收金肺润——秋天多发"呬"声以救肺，专治寒热不和；肺病呬声手双擎——就是发"呬"声时手臂要上撑，专治流涕、鼻热生疮等。鼻炎病人可以多做。

肾吹唯要坎中安——发"吹"音以救肾，专治腰膝冷，阳道衰；肾吹抱起膝头平，动作要领是抱膝，专治目昏耳聋。

三焦嘻却除烦热——三焦之声是"嘻嘻"，可以驱除心中烦热。

四季常呼脾化餐——四季都要多发"呼"声，可以化餐食，消肚胀。

大家要真把这些领会了,在生活中能去掉多少疾患啊!我一直非常推崇国家体育总局的"四部功法"(八段锦、六字诀、五禽戏、易筋经),为此出过《从头到脚说健康2》,还在中央四套专门讲解过"四部功法",就是因为它们特别重要。其实,在锻炼上,我们通常缺少耐心和坚持,现在大家不是有微信群了吗,可以在春天时,只练习"嘘"和睁大眼睛。每日三次,每次三轮即可。夏季时练习"呵"音,秋季"呬"音,冬日抱膝练习"吹"音。彼此监督,每日打卡,可能就坚持下来了。

任何疾病,懂《黄帝内经》后,可以推经络、用针灸,可以用音声,可以用灸法,可以用祝由……懂《伤寒论》后,可以用方剂。懂《诗经》后,这些就都不必用了,与其求药不如读诗,天天读,天天听,慢慢心就平静了。生命是有节律的,三七二十一,21天会出现一个变化,而且是质变,所以我们要有耐心。能百日筑基后,就成为习性,不必有意为之了,因为这些东西已经化在我们的行走坐卧之中,无处不在了。

"在变动为哕"。哕就是脾病的声音,就是打嗝或呕吐。气忤逆曰"哕",往上嗝逆也是"哕"。脾的功能在于"升清降浊",身体能升清,则头脑清爽;能降浊,则六腑清爽。不能升清,则口气重;不降,则腹胀。

"在窍为口,在味为甘",脾主纳,口、唇之间的毛病全是脾病。中央"在味为甘",甘味濡润四方。

"在志为思",《灵枢·本神》说:"因志而存变谓之思……心怵惕思虑则伤神。"思，有邪正之分，正为输布有序，邪为黏滞懒惰。过度思虑，则伤脾。中国人是全世界想事想得最多的。这几年，常去外国讲学，比如加拿大、北欧、美国，发现其实欧美大多数人生活极规律，不像电影中那样穷奢极欲，也许是生活太平淡了，所以才拍些热闹的片子或鬼片、吸血鬼片来刺激自己。电影艺术，其实也是对人的心理补偿，比如英雄啊，拯救世界啊等，一边安静地过自己的生活，一边看别人出生入死，也是很过瘾的。我在国外不敢说外语，听力就更差了，讲课时也就是看着翻译傻笑，自然就不动脑子，不像在国内，与天斗与地斗与人斗，其乐无穷。总觉得汉人活得太累，那么多道德，那么多教化，那么多长远，那么多储备，那么多朝代，那么多恩恩怨怨……所以，我真心渴望成为狩猎一族，歌着舞着，男欢女爱，不太着意以往，也不太在意明天，择善而居，流连于山水之间，追逐于野兽荒蛮，一篝火，一草棚，一猎犬，一爱侣，二三娃，嗅四时之花，荡春潮寒波，美哉！一句话，这边修来修去还是奴，那边不修不养已是仙。

在中国古代，有两种人最叫人艳羡，一是武侠，二是诗人。前者江湖飞檐走壁，有红颜知己；后者花前月下，有佳人歌伎，仿佛活在神话世界。孤独，对他们而言，是人生品质和美德，而非烦恼；孤独，是他们成功的必要条件，越遗世独立，越是同类中的极品。他们，一个夺命，一个夺魂。侠胆与诗心的高度融合即大修行者，在百姓的心里，他们比皇帝更传奇，相比之下，皇帝更像是一家之父，再威仪也免不了俗。而诗人和义士，却缥缈如炊烟，是天上的长云和猎猎的长风。

为什么说孔子是圣人，看他六经的排序就知道了，一定是《诗》《书》《礼》《乐》《易》《春秋》。学任何东西，尤其经典，不可以乱了顺序，顺序就是次第，"次第"这个词太重要了，浮躁社会就是揠苗助长，不重次第。《诗经》放在第一位，就是人要先愉悦了性情，别让功名利禄拘住了自己，皇帝都有倒的时候，遑论他人？其实，天底下最怕失业的，就是皇帝了。因为，第一，就业机会有限。第二，这个职业失业的最大危险，是有可能掉脑袋。所以，我们怕什么呢？又不是掉脑袋的事，先大睡一觉，然后想清楚自己要什么，能做什么，继续向前走呗！

读六经，先读《诗经》，悦性情，就是先把人做舒服了；再读《尚书》，明五行生克，再把社会人做舒服了；再读《礼》《乐》懂规矩，知法度，这就好比做了社会人的表率；最后读《易经》与《春秋》，就又把自己抽离出社会，成为一个高级的远观者。读《易经》，可以因忧患而敬畏天地；读史，则使人明鉴。有这等次第，人自然成为贤人、圣人。

现在人呢，读书没了次第，做人，便也没了章法，还"作"。即便在《易经》上下功夫，也没有使自己超脱，反而生出了对未来不确定性的好奇和惶恐，所以说，中国人大概是活得最累的民族，心累，且伤脾。于是，整个《黄帝内经》以养护中焦脾胃为要点。其对治法不过四个字：无欲无求。这简直有点反人类啊，这世上，谁能无欲无求？！但毕竟，后来一切的修行方法都不过是在这四个字上做功夫。《黄帝内经》最朴实的态度，是对肉身及人性的尊重。她不要求人绝欲，也不要求人禁欲，而是让人学会降低欲望，就像五脏六腑那样各安其位。美女是用来倾国的，你若非要娶美女，非要担当国运，那就只有倒霉。生存是可以降低成本的，我们要学会对别人的生活视而不见，否则，一切攀比攀缘都会导致痛苦。

其次，让杂乱思绪停止的方法是"没心没肺"——没心，是来去不留于意，圣人之用心若镜，来了，就来了；走了，就走了。死活拽别人来，或死活留别人不走，都是无聊的自私。没肺，就是从关注呼吸下手，当你屏住呼吸的那一瞬，你只能关注当下，这也是所有静心技巧先从呼吸下手的原因。没心，是你的人生境界；没肺，则需要训练。

思伤脾，怒胜思；湿伤肉，风胜湿；甘伤肉，酸胜甘。

"思伤脾，怒胜思"。怒胜思，就是木克土。

"湿伤肉，风胜湿"。湿伤肉，指脾运化无力，气血黏滞则生湿滞，湿，则暗耗肾精。风胜湿，就是木克土，指真阳缓缓生发则能健脾利湿。

"甘伤肉，酸胜甘"。甘主濡润，过甘则土滞，运化无力，则消耗元气。木的生发，可以消除土郁，重新输布四方。

下面讲西方。

> 西方生燥，燥生金，金生辛，辛生肺，肺生皮毛，皮毛生肾，肺主鼻。其在天为燥，在地为金，在体为皮毛，在藏为肺，在色为白，在音为商，在声为哭，在变动为咳，在窍为鼻，在味为辛，在志为忧。

"西方生燥，燥生金"。燥，指六气中之燥气。关于燥气，中医界对其阴阳属性有争执。六气对应五脏是肝风、心火、肺燥、肾寒、脾湿。燥，为燥湿凝练的代名词，其气沉降，所以其阴阳属性必定是阴。对燥气，南方人比北方人有感觉，梅雨季节过后，尤其是立秋后，燥气一起，立见干爽，北方人称之为秋高气爽。阴主收，阳主散，万事万物，收敛到极致就是"金"，就是像金属那样密度极高，才能纯粹澄净。这，就是"西方生燥，燥生金"。

"金生辛，辛生肺，肺生皮毛，皮毛生肾，肺主鼻"。金生辛，指凝练到极致就需要有发散之性。辛生肺，指凝练兼发散的作用，形成有形之肺。肺生皮毛，是指肺具有收敛和疏泄两个功能，皮主收敛，毛主宣散。中国人的体毛为什么不如西方人多？有两个原因，一是饮食习惯，西方人食肉多，中国人茹素多。二是酒化肉食。西方人因为不酿白酒，而葡萄酒又属于阴性，化不了肉食，所以他最后一定要靠身体解决问题，靠多体毛而疏泄。中国的白酒是粮食的精华，比如粮食发酵后反蒸上去的水汽，用竹筒收起，就叫一锅头,再蒸一遍叫二锅头,据说三遍之后就无酒力了,就改做醋了,可见醋也化肉食。总之,粮食汽化以后的东西才是酒,所以其气升而不守,入气分,通行一身之表,少饮有节,养脾扶肝,驻颜色,荣肌肤,通血脉,浓肠胃,可以抵御露雾瘴气,又可以抵挡风雪寒威。所以,中国人借酒力而内化,皮毛就生长节制有序。

皮毛生肾,指金生水,即皮毛的收敛与宣散的功能可以生肾阴肾阳。首先,别一说肾,就想着两个腰子,最关键的是它的收敛和生发功能。其次,为什么不说肺生肾,而说皮毛生肾?若只看书不讲书,我可能也一眼带过了,一讲呢,就明白了古人的慈悲,这就是讲和不讲的区别。肾病,从肺上看不出啥,从皮毛两个字一论,就懂了:皮,指收敛太过;毛,指发散太过。比如肾结石,就是肾收敛太过,治疗,就要发挥肾阳的功能;尿蛋白,就是肾发散太过,治疗要发挥肾阳的固摄作用和肾阴的收敛功能。

"肺主鼻",指鼻孔里的所有问题,都与肺相关;而鼻子外面的所有问题,都与胃相关。这个我们后面讲到《经脉篇》时会详细讲。这里需要提醒的是,鼻子里的病都是大病,鼻咽癌等都跟高智商的人有关。比如弗洛伊德,这个伟大的精神分析学家曾经做过九次鼻咽癌手术。因为鼻腔上通于脑,所以,病因肯定与大脑的过度纠结和焦虑密切相关。如果你们去看他的传记,就会明白他痛苦的根源。更何况,他理论的核心是死本能和性本能,大家注意啊,鼻腔上面是督脉,下面是任脉,这两条经脉不正是死本能和性本能在生命当中的体现吗？！有时候，我们真可以从学术上去研究一下作者生命或疾病与其理论的相关性。这个非常有趣，比如国外就有人研究过凡·高绘画中那强烈浓郁的黄色与他眼疾的相关性。人，可能因为其创作的独特性而得独特的病，或可能因为疾病而有其创作的独特性……

"肺主鼻"，鼻子又通脑，想得太多，而又想不通，就可能会形成鼻炎等症。更严重的，就会形成脑病，现在脑胶质瘤的病人很多，凡是得脑胶质瘤的病人，没有不固执的。我在《生命沉思录2》里曾经讲过这个病。分析其原因有四：其一，性格"轴"。很自大，想事深，凡事都要按照他的意志来，而且事事求完美。脑子本来是"诸阳之会"，阳主散，胶质瘤却为寒邪凝聚，就是说此人从来都不肯顺遂而致寒凝。其二，长期手机煲电话粥，辐射强，而且电话内容也以说服别人为主。其三，生活有些混乱，一方面要掌控一切，一方面曾有过深深的内疚史。其四，长期作息混乱，经常彻夜不睡。不睡则脑不得其养。

讲个笑话吧，据说民国时期要想分辨是北大学生还是清华学生，有个办法，就是看袖口。因为那时的大学生都思虑重，兼之天冷，都会流鼻涕。可见流鼻涕不是一件见不得人的事儿。去北大读书的人一般家境挺好，都有手帕，而清华生多贫寒，只能用袖口擦鼻涕，所以，袖口总是硬邦邦的。

"其在天为燥，在地为金"，指西方在天表现为燥干凝练的性质，与地相感而为金气。

"在体为皮毛，在藏为肺"，指人体表现为皮毛，主开合。在脏器表现为肺及其连带组织。

"在色为白，在音为商，在声为哭"。白，为西方之色。在音为商，指西方之音为宫商角徵羽之商，其音轻而动也。在声为哭，指肺气足也，宣发之中而有降也。

"在窍为鼻，在味为辛，在志为忧"。此处说说"在志为忧"，气血敛藏过度，并于肺则忧。忧有邪正之分，正为远虑近忧，邪为闭塞不行，也就是呼吸不畅。

忧伤肺，喜胜忧；热伤皮毛，寒胜热；辛伤皮毛，苦胜辛。

"忧伤肺"，气脉不通畅，必然损伤肺主气、司呼吸的功能。关于"忧伤肺"，目前可是个大问题，"忧"即焦虑，为什么目前肺癌排在全世界肿瘤第一，不是因为环境的污染，而是因为焦虑。现在全世界人，尤其是中国人都焦虑，中国的小孩子也焦虑。但大人很少能理解孩子的焦虑。就拿我自己为例吧，我中学时是个重症焦虑的孩子，又多思，因而有严重的鼻炎。同时，跟父母无法有意识形态的沟通，大人呢，总觉得孩子没脑子，孩子呢，脑子处在最活跃、最无畏、最逆反当中，便鄙夷大人生活状态的粗俗和低级，于是双方处在相互不尊重的紧张对抗当中。有一次，我终于憋不住了，问父母：你们说吧，你们到底想要我怎么样？！我爸说我就想让你读个大学，我说我不读。我爸问为什么不读？我说我想当作家，我想结婚离婚、再结婚再离婚，然后我就会写小说了。我爸性格老实，被我吓着了，我妈脾气暴躁，恨不得打死我。说真的，现在很多人表示要把女儿培养成我这样的，您若知道我从小让父母担了多少心，恐怕就不这样想了。从幼儿园起，我就因过度淘气而被开除，小学总被老师轰回家，大学老师都得来我家家访，好知道我是何方"神圣"……我小时候真不是常规意义上的好孩子，但无论如何，始终正直、有主见。所以家长别怕孩子逆反，而是要看孩子守不守正，最终，我为了远走高飞，还是跟父母妥协了，答应他们参加高考，但只报了一个北京院校，其余全是外地院校，没想到天不遂人愿，还是上了北师大。

关于肺，大家要记住几点：第一，忧伤肺，也就是焦虑伤肺；第二，肺主皮毛，肺症的轻症就是皮肤病，凡是病长在了皮毛上，大家都不要担心。经常有孩子因为这儿痒，那儿痒，到了医院就被怀疑是紫癜、白血病等，于是家长就崩溃了。其实这些病的病根就是曾经高热而错误地使用药物，尤其是使用激素而造成的免疫低下。

第三，肺与大肠相表里，如果大肠出了问题，肺一定出问题。那肠癌和肺癌，哪个重呢？肺癌在脏，肠癌在腑，脏为阴，腑为阳，阳主动，阴主凝聚，所以，脏病比腑病重。也就是说，把肺癌治成了肠癌，就是阴转阳，而把肠癌治成了肺癌，就是阳转阴。遇到没遇到好医生，是可以自己判断的。

第四，肺为娇脏。肺，是我们五脏六腑之中最弱的一项，是出生了以后才启动的，婴儿出生时一哭，肺叶才张开。气管与肺，作为身体的第一道关卡，最容易生病，一旦生病，就会受到各种药物的荼毒，于是，肺就千疮百孔了。因其娇嫩，因其反复被戕害，所以难逃癌症人数排名第一的命运。

"忧伤肺，喜胜忧"。喜胜忧，就是火克金。保持一颗欢喜心，就能克服忧伤和焦虑。人间不值得，再愤懑忧虑，其实也于事无补。经常有老中医主张取消五行，认为五行全然没用，那是他不懂，五行生克的最大意义，是用来治病的。《尚书》最讲五行，就是因为五行是用来治国的。

懂五行，是对天地关系的认知；懂礼乐，是对人际关系的认知。先知天，再知人，是简约生活的起始点。经常有人提问时，连个"您好"都不会说，还指望得到什么答案吗！懂得礼貌和规矩有什么好处？记住，就是不浪费时间，一见面就知道该说什么，该坐到什么位置上，不浪费时间，可以有更多的时间去干一些更有意义的事。

喜胜忧，欢喜为什么是一个治病大法？人紧张、不高兴，就会出现皮毛的问题，进而出现血液的问题。谁主血脉呢？心主血脉，元气足，血就清净，心的动力强，血脉就通畅。而人一高兴，血脉就欢畅，就有活力，所谓活力，就是再生力强。生命最厉害的特性就是再生力，具有再生能力的就是"种子"。在外，粮食是种子，在内，细胞是种子。人生，就是利用这些种子，来补益生命力。

> 人体一定是皮大于毛，收敛大于发散。

"热伤皮毛，寒胜热"。人体一定是皮大于毛，收敛大于发散，而热，就会使毛的功能扩大，就把我们身体的平衡打乱了。反过来讲，"寒"就是把皮的功能扩大了，人就憋住了。关于热伤皮毛，寒胜热的最好解释，就是夏天用空调这件事。热伤皮毛，而空调就是把你的皮毛全憋住，一到户外皮毛又全散开，如此一会儿憋一会儿散，皮毛的功能就开始衰退。皮毛功能一衰退，人对外界的感知力就变弱了，就会出现湿疹等皮毛问题。

皮毛作为人体最大的呼吸系统，对人的影响是巨大的。还是以发烧为例吧，发烧在中国古代不叫发烧，叫发热，所有的发热，一定是身体里面有劲儿，里面有劲儿干吗呢？要把寒邪从里面往外赶。所以所谓治疗，应该是帮助里面，也就是帮助少阴心和肾，把寒邪向外赶，但向外赶的同时，我们也要有些原则，比如我们要先清理向外赶的通道，如果皮毛憋住了，人就会出现干烧，全然无汗，浑身骨节酸痛，这时就要先宣开皮毛，就可能会用到麻黄汤，也就是用麻黄来"揭盖子"。而如果此人高热但还微微有汗，只是营卫气血不协调的问题，我们就在营卫气血上做功夫，用桂枝汤就好了。

人之所以害怕高热，就在于高热的误治会导致生命的危险。要么是死亡，要么是血液性疾病。为什么会死亡呢？因为太阳与少阴相表里，少阴为心和肾，本来心与肾这两个生命的动力系统在发挥作用，如果用药不当，一味退热，甚至强行上激素，就是在摧毁这两个动力系统，所以，要么生命完结，要么免疫系统被摧毁，继而出现血液性疾病。

"辛伤皮毛，苦胜辛"，指辛散伤皮毛，什么制约辛散呢？苦，就是把气向下带的能量，主沉降。苦胜辛，就是火克金。

最后，讲北方。

北方生寒，寒生水，水生咸，咸生肾，肾生骨髓，髓生肝，肾主耳。

先讲第一句。北方生寒，寒主凝聚。我们的身体哪儿是北方？肾是北方，还有哪儿是北方？后背是北方，所以《黄帝内经》说：太阳之上，寒气主之（《天元纪大论》）。北方的本性就是寒，寒就是凝聚，所以肾容易生结石。北方生寒，寒生水，寒凝聚到头，就有水之濡润之相。水生咸，指水曰润下，润下作咸。水在《易经》中为坎卦。上下两根阴爻，中间一根阳爻为真阳。这根真阳轻易动不得，而激素，调的就是它，抽调过猛，就把身体伤了。

热与寒，哪个更伤人？都伤人不浅。

过热消耗人的寿命，全世界最长寿人群在高加索地区，但是海南也有长寿村，记住，在海南这种热带，要用海拔换纬度，即住到山上比较好。而北方寒，本来就是收着的状态。南方人之所以饮食清淡，是因为热已经把他的气血消耗到极致了，如果再吃咸的东西，他的身体就受不了了。为什么补品在南方特别兴盛？因为南方人被热气消耗太多。

"北方生寒，寒生水，水生咸，咸生肾，肾生骨髓，髓生肝"。这句翻译过来就是：北方生寒，寒生水气，水气能生咸味，咸味能养肾气，肾气能长骨髓，其中，骨为固摄收藏，髓属于生发。再由生发的能力而生肝，就是"髓生肝"，就是水生木。

众所周知，元气藏于肾，五脏之中肾为老大，为先天，元气相当于父母，父母一般跟谁过？跟老大一块儿过，所以元气藏于肾，肾气又藏于骨，最大的骨，是股骨头。为什么会有股骨头坏死的毛病呢？大量使用激素和抗生素，就是属于重调元气法，从哪儿调元气呢？当然是从肾调，即从骨调，久之，股骨头坏死，而且股骨头坏死不可逆，因为元气补不回来。

"髓生肝"，又指人体的造血功能。白血病就属于造血功能病变，临床可见不同程度的贫血、出血、感染发热以及肝、脾、淋巴结肿大和骨骼疼痛，其发病率在各种肿瘤中占第六位。骨髓本身就是一个密闭系统，所谓密闭系统就是能不动它就不要动它，而我们现在常对其大动干戈，最后必有不治。同样是血病，中医讲髓生肝，髓主造血，肝主藏血，心主血脉，脾主统血。一切血病，当从这几点治疗。即让血再生，添精补髓；让血干净，增加肝的疏泄功能；让血脉有力，加强心的动能；让血不漫溢，血有所归，治脾。

"肾主耳"。耳纳听，并且主藏。观世音菩萨从耳根得道，就是告诉我们要善听而悟道。在《金匮真言论》里多次讲到耳聋、耳鸣，此处再说说《灵枢》对耳病的认知。

《灵枢》里多次谈及耳鸣的原因及治法。比如《灵枢·口问》篇："黄帝曰：人之耳中鸣者，何气使然？岐伯曰：耳者，宗脉之所聚也，故胃中空则宗脉虚，虚则下溜，脉（指流行过耳的经脉）有所竭（不足）者，故耳鸣。补客主人，手大指爪甲上与肉交者也。"这句是在解释耳鸣的原因，首先，耳是宗脉所聚，是许多经脉的集合处，手足三阳经均分布到耳，六阴经则由于表里两经脉气相通，比如肝与胆相通等，因此均与耳有联系，所以耳是我们身体最敏感的区域。胃中空则宗脉虚，胃者，水谷之海，常听有人说"饿得耳鸣眼花"，可见胃气虚，真的会出现突然的耳鸣，胃中空则导致宗脉皆虚，虚则气下，所有流经耳部的经脉就都气血不足，不足则耳鸣。治疗耳鸣，针或艾灸客主人穴，客主人穴属胆经，位于耳前，当颧弓的上缘凹陷处；以及手大指爪甲上与肉交者，即少商穴。

另，《灵枢·厥病》说："耳鸣，取手中指爪甲上，左取右，右取左，先取手，后取足。"这些大家都可一试。

另外《灵枢·海论》又说："髓海有余，则轻劲多力，自过其度；髓海不足，则脑转耳鸣，胫酸眩冒，目无所见，懈怠安卧。"即耳鸣也跟髓海不足有关。

经气不足,还可;髓海不足,难填。

这里说"肾主耳",前文又说"心开窍于耳",所以耳病,伤阳基本上从胆、三焦、小肠治;伤阴从心、肾、胃治。一般而言,年轻人耳鸣、耳聋,跟伤阳有关,但手淫过度者,阴精也大伤,须从阴治。

举一个例子,有个20多岁的女子耳朵突发性聋了。我说了,年轻人的病从伤阳看,胆、三焦、小肠三条经脉都走耳部。可年轻人受寒顶多感冒啊,哪至于突发性聋?非大寒,不至于此。而大寒,就是生气,即生气是最大的寒邪。20多岁就突发性聋,她一定是在恋爱上出大问题了,如果你认为她是肾虚,这个病就没法治了。我问她:"你有没有生大气?还有,你有没有特别不想听的东西?"女孩哭了,说男朋友多次出轨,每次都骗她,并乞求她的原谅,可她又没办法解决这个问题。你看,她聋,是从心里屏蔽这些欺骗的谎言。现实中,总有这样的男子,屡屡犯错,屡屡不改,口口声声说最爱是你,然而眼睛、身体总在别处。这种男人还喜欢家暴,打完人就下跪,于是,软弱的女人就屡次原谅,然后便是无数的下一次。我接着问她:耳朵突发性聋的那天发生了什么事?她说那天又是大吵大闹,男人摔门而去后,她买了几桶冰激凌,心中暗赌气,只要男人不回来,她就一直吃下去,就这样,吃着吃着,就突然左耳完全听不到声音了……左耳正对应肝气,也与生大气相关。

大家看,这孩子救得了救不了呢?救不了。说白了,治得了病,救不了她命。身子再弱，也能慢慢补回来；可精神太弱的人，命就难保了。就好比林黛玉这个情痴，只要听说宝玉要娶她，身子就能好一些，一听说宝玉要娶宝钗了，顿时心就死了，再无活路。这女子呢，气血弱，人又空虚，所以才会有渣男百般纠缠，就好比《聊斋》里的书生被妖精附了体，只有死路一条。这些年，接触的人多了，好多人生故事，都让你觉得时时刻刻在穿越，有时禁不住打断病人：等等，你说的是旧社会的事吧……可以这样说，能千方百计找到我倾诉人生的，哪一个人生不千回百转，甚至奇葩惊悚的？幸亏我胆子大，什么都接得住。虽说将来都可以当小说写，但各个都真实无比。

对这个女孩子，问她："能离开你男朋友吗？能离开，才能好。"她说："能……吧。"一个"吧"字，就知道离不开，就知道救不得。她说："我感觉我已经活不了了，再不离开他，我就要死了……"这时候，门突然被推开了，她男朋友站在门口，令人惊异的一幕是：那女孩，像魂一样飘了起来，像一块破布飘在那男人身上，招呼也没打，两人就不见了……不看到那个场景，你都不知道什么叫夺魂摄魄，什么叫"鬼催的"，什么叫悬崖边上勒不住缰绳，只好随她去了。

大家记住，耳聋，突发性聋，听着吓人，但属于实证，好治；耳鸣，是虚证，不好治。

> 关于耳聋、耳鸣。

关于误服药物造成的耳鸣耳聋也很多。西医不撒谎,说到药可能损肝肾时,其实都是激素,直接用来调元气的。比如哮喘病患者发病时使用的喷雾剂,就是激素,直接调元气上来,人就不喘了,因为哮喘的根儿就是肾不纳气。大家要想把这个问题想清楚,思考一个问题就成了,比如西医救治危重病人时,割气管,只要元气尚可的人就能活下来。否则就救不了,上面给再多的气,人体肾不纳气了,就再无气化之能力了。所以,西药的说明书字写得再小,也得认真看,只要写了有可能肝肾损伤,就要小心。很多孩子会因为吃药不当造成耳朵的终身疾患,所以我的原则是能不吃药就不吃药,中西药一样的,中药,因为走的是脾胃和经脉,吃错了,损伤尚小,西药走的是神经中枢,所以损伤会大。而且一旦损伤,就不可逆。曾去北京最好的医院里看望一个病人,记得病人的主治医生对病人说:领导,你放心,我们一定把所有的好药都给你用上。这句是有语病的,有病的时候,可不是所有的好药都管用,而是要用对的药。

关于药物,西药有副作用,中药有误下,这是两个不同的概念。误下一般会当场有反应,副作用则长期才能体现出来。什么叫副作用?副作用就好比:按下葫芦起了瓢。消了这个症状,那个症状又起,而且越来越重,越来越复杂。

比如降压药,一听就是降血压的,可是血压能升高,是心脏有劲儿啊，而降压药抑制中枢神经的功能，使中枢神经向心脏发出减小泵压的指令，这就是过量服用降压药会使患者变成低血压的原因。也就是说，一味地降血压，势必导致心脏没劲儿。高血压其实是人体自保自救反应，经脉拥堵了，血液等营养物质上不了脑，人体自然要以升压的方式来自救。降压药一方面疏通血管，一方面让心脏没劲儿来降压，最后血压倒是降下来了，但会出现两个副作用，第一个是血管壁越来越薄，人越老，血管壁越没有弹性，最后就容易脑溢血。也就是说，西医只知道疏通血管，却不知道补充元气；元气不足，必定会使血栓再生，这就是中风患者出院后极易复发的原因。第二个，就是会出现心脏病。那有人说了：不吃降压药会怎样？不吃，也会得心脏病。为什么？因为人体不允许脑部得不到营养，心脏还会加压以救大脑，久而久之，心脏就会累得心室肥大。

那中医是怎么看待这个问题的呢？高血压病属于中医学"头痛、眩晕"范畴，肝、脾、肾功能严重衰退，身体内产生的垃圾就不能得到正常和及时的清除，从而造成了血液黏稠。血液黏稠会造成大脑供血不足，大脑供血不足就会导致眩晕，真阳上头破瘀就会导致头痛。中医首先知道哪些经脉上头，比如膀胱经脉上后脑勺，所以膀胱经一堵，后脑勺先是疼痛，然后是麻，最后是木。所以用中药疏通膀胱经时，麻木的后脑勺会剧痛，这是好转反应啊，可有的人坚持不了，就放弃了，又回去吃降压药了。第二，血压能够升上去，又降下来，在中医理论里是肝、胆、肺气的表现。对大

▶ 中医是怎么看待高血压的。

脑而言,最重要的是肝胆的力量,调气血上头,所以很多中医认为血压高就是肝阳上亢,为什么肝阳会上亢呢?就是肾水不能涵肝木。同时,胆后面的力量是心,胆与心通。肝后面的力量是肾,水生木。所以长期的高血压也会造成肾功能障碍,而肾功能不好导致的高血压,叫肾性血压高,其中低压高是一个明显的特征。低压高,在中医里,就号称调老本了,压差值越小,人就越危险。用中医的理论看,高压对应后天脏腑功能,高压高,是过用了心主血脉、肝主疏泄等功能;低压对应先天元气功能,低压高,是过用了肾主收藏,以及元气的功能。

心脏搏动的动力来源于肾,脾肾负责造血,肝肾负责藏血和滤血,肺气主肃降,所以,血液黏稠的原因主要都在于肾、脾、肝、肺功能的衰退,所以治疗高血压应该从恢复脏腑功能方面下手。

大家一定要记住,真正治病的不是药,是元气或人五脏气机的调适。

什么是气机呢?咱们讲一个方子吧,讲讲著名的白通汤。这个方子用好了,既能治高压高,也能治低压高;既能治高血压,也能治低血压。有人就不理解了,原理,就在于"气机"二字。把气机弄懂了,就知道什么叫双向调节。

白通汤,由附子、干姜、葱白、自己尿或猪胆汁几个药组成,有人说，因此方有葱白，所以叫白通；也有人说，因为古代把大小便叫通，尿是人中白，所以叫白通。等我讲完了，你肯定会惊异和佩服医圣张仲景的开方思路。这个白通汤专治三焦不通，所谓三焦其实就是五脏六腑这个腔子。人体呢，说复杂极复杂，但又大道至简，比如人体，可以分三大块：一个头，一个四肢，还有一个，就是这个腔子。这个腔子出了问题或堵着了，《伤寒论》就有可能用到白通汤。《伤寒论》说：少阴病，下利脉微者，与白通汤。这里面最关键的是脉，把准了脉，方子就别提多灵了。

其中：葱，一定要用山东或东北大葱。葱白，指大葱前面、去掉须子最白的那段。方中葱白破上焦寒，干姜破脾胃中焦寒，附子呢，破下焦寒。人体这个腔子哪儿的寒最重呢？下焦的寒最重，下焦本性就为寒，女子的子宫肌瘤等病就跟下焦的这个本性有关，小腹部的本性就是寒，本性就是腐，腐烂的腐。所以这个地方最容易湿寒，湿就是囊肿，湿兼寒凝，就是肌瘤。你看那些能活百岁以上的长寿女性，很多都生过七八个孩子。她一次一次通过怀孕生子让这个地方温暖如春。现在女人生孩子少，又反复流产，大伤身体。这个地方本来是块良田，若总不长好东西，它就长坏东西，就这么简单。所以人体这个地方的寒是最难破掉的，也就是说人体下焦的寒最难破掉。这里因为寒重，光靠附子扶阳驱寒都不成，所以张仲景又用了一个独特的东西，就是自己的尿。有人一再提醒我，千万别讲屎和尿，一讲这些东西，就会被人诟病，就会有人黑中医。我现在郑重地说：我在讲方子，方子里有这个，而且是重要的一味药，听者别老往下三路想！

白通汤，就是把附子、干姜、葱白这三个药煮好后，兑点自己的尿。兑尿这事，很多人接受不了，我就纳闷了，人们可以接受各种可能对身体有害的药物，可以接受开刀手术，可以接受放疗化疗，却不能接受自己的尿！尿和猪胆汁，都是生物的代谢物质，能补体液，比草木的生津补液来得快，能直接被人体吸收。而且人尿咸寒，猪胆汁苦寒，咸寒入肾最快。大家看，附子、干姜、葱白都是热药，此处加咸寒的人尿又是为什么呢？大家记住，如果阴寒太盛，人往往对大热之药拒而不受，比如胃寒太过的人，服热性药会呕吐，就是寒热相激，成格拒之势，反而有证情加重态势，这时就要饮用咸寒的人尿或苦寒的猪胆汁，以顺从阴寒之性，可以引阳入阴。那又有人问了，苦寒的药那么多，干吗非得用尿？首先，人尿与黄檗、黄芩等苦寒药的不同在于：其一，人体分泌物不会伤人体之阳气。其二，人尿可滋阴，又不像草木之滋阴药物容易增加阴寒之邪。更见先师张仲景玄思妙想的，恐怕还有一点。尿，在此方中除了引阳入阴，还有一个意想不到的作用——因为先前已经说了，下焦的寒凝最难破，尿从下焦来，因为尿从肾来，用尿，就相当于利用尿走熟路的特性，以攻破敌人之固守。

所以，对万事万物，不要先莽撞地下定义或非议，一说中医中药会用到人尿，就嘲笑是迷信落伍，等西方科技认定人尿对人体有益处后，又说那是科学。其实，现在西医真的在研究人尿，认为人尿的中段是无菌性的，而且有消炎的作用。更何况，古人还专门从尿里提取壮阳的物质。凡事，我们可以不懂，但没必要人云亦云，好好地观察体悟，才是正道。

说此方是针对人体气机开药，即是指：葱白白色入肺，干姜黄色入脾胃，附子黑色入肾。若寒邪拥堵中焦，肺气不降，可用此方宣通中焦；若下焦寒邪过重，可用此方扶阳破阴。若上焦有寒，可用葱白通阳破阴，葱白宣开上焦，肺的肃降的能力就有了，血压自然就下来了。总之，此方对高热、胸闷、失眠、耳鸣、高血压、甲亢等，皆有奇效。但要用此方，还得在脉象上有精准的把握。

中医有一句话"用药如用兵"，兵，光不怕死还不成，得会组成方队，用气势来威慑战胜敌人。此方这么神奇，为什么现在很少有人开呢？不赚钱呗，其中只有两味药，附子和干姜，葱白，自己买，人尿，自己身上带着，赚什么钱？更何况你就是开了此方，也有病人不能接受，还有的人说我有的是钱，您别只给我开两味药啊！您再给我开点贵重的药，您看别人给我一开就一大堆补药呢！反问一句：开一大堆补药你好了吗？所以，这世上啊，不是所有人都值得救啊！

其在天为寒，在地为水，在体为骨，在藏为肾；

讲到北方的时候，基本上把五个方面全讲了，中国文化很喜欢以东南中西北这个次序说事、说理。现在讲到北方,"在天为寒",是指其收藏凝聚的性质。"在地为水",是指其凝聚疏泄的功能,水曰润下,故能疏泄。"在体为骨",是指骨髓能收藏而不闭塞,外坚固而内疏松。"在藏为肾",指由以上功能而产生肾脏及其附属组织。

在色为黑,在音为羽,在声为呻,在变动为栗,在窍为耳,在味为咸,在志为恐。

"在色为黑"。至此,五色俱全。肝青,心赤,脾黄,肺白,肾黑。经常看到放化疗病人手指关节都是黑的,显然放化疗损肝肾,而且掉头发也是损肝肾造成的。

"在音为羽"。在音乐上,我是弱项。所以我认为从小没学过音乐、没看过花朵的人生,就是有缺憾的人生。现在大家养孩子一定要让他在音乐舞蹈和花朵中成长,没有看过花朵,没有见过颜色的孩子很难打开自己,会缺乏一种根本的自信。因为花朵会毫无顾忌地绽放。如果没有对美好事物的自在绽放,就很难有自在的生活。

"在声为呻"。呻就是呻吟。声,属于本能,呻吟就是本能,只要动了肾气的,出了声儿全是呻吟声。比如吸毒,为什么对人生命损耗大?因为它是重调元气法,动了肾气就会出现陶醉般的呻吟。性高潮时发出的声音也是呻吟，人疼痛难忍时发出的声音还是呻吟，此时呻吟属于调肾精以镇痛，可见都是动了肾精、肾气，极度的恐惧和极度的高兴，实际上是一回事。比如人们对吸毒和性生活的比喻之词都是欲仙欲死，这就告诉我们，这些事可以夺命。后面我们讲到七损八益时，会发现这是中国古代最神秘、最有趣、最不可对外言的部分。性生活要求你五气皆至才好，比如鼻子、额头出汗了，表示胃气动了；眼睛湿润迷离了，表示肝气已动；嘴巴津液甘甜、清润，脾气已动；脸色潮红、胸口微微有汗时，心气已动……

本能，是一种奇妙的存在。开心就笑，是心本能；难过就哭，是肺本能；惊恐则呼，是肝本能；高兴就唱，是脾本能；疼就呻吟，是肾本能。所谓本能，就是来自五脏六腑，不学而能。

"在变动为栗"，变动就是病变，肾的病变就是打冷战，起鸡皮疙瘩。比如有一个病人描述她每天下午一点多必腹泻，下午一点多是太阳小肠经当令，此时腹泻是太阳不能发挥固摄作用。有意思的是，她腹泻前身上胳膊上一定起荨麻疹，看到这个，一般人会从肺主皮毛论，其实这是肾寒主栗，可见久泄，元气已伤。

肝在变动为握，心在变动为忧，郁闷不乐，心情坏掉了就是忧，肝有问题就是握，手的开合能力出问题。脾在变动为哕，是说只要恶心上逆就是脾病。肺在变动为咳，肾在变动为栗。就此，五脏之变动已讲全。

"在窍为耳"，指肾开窍于耳。《金匮真言论》说：南方赤色，入通于心，开窍于耳。而肾开窍于二阴。此处又说肾"在窍为耳"。为什么《黄帝内经》中前后会出现不同的说法？有人说当年《黄帝内经》结集成册时，是不同门派的集合，所以有不同的说法，这也不无道理。我的看法是：从五脏生成看，受精卵因母体血腥刺激先有了鼻子这个定盘星，鼻子为肺气所主，然后金生水，则生成了两耳，从这点而言，应该是肾主两耳，然后水生木，生成两眼，然后木生火。可这个火窍在哪儿呢？找不到。所以才有了"心"自身有"七窍"玲珑的说法，最后火生土，生脾口。由此，脸庞格局已定，一切都是五脏之气的作用，所以，才有了后世观面相以看人生的说法。但若以心开窍于两耳，肾开窍于二阴论，也不无道理。为什么呢？眼耳鼻舌身意六根中，耳根最利、最灵，与心最相和，而肾在五脏最下，开窍于两阴，是对的。总而言之，年轻人的耳病最关键的是心病，老人耳病才跟肾精虚亏有关。

"在味为咸"。咸性润下，咸味入肾，肾主收藏。肾喜咸，其实，我们每天要想活得有劲儿，就得靠一日三餐吃点盐来调元气。大家想一下，吃饭，补得了元气吗？补不了。元气属于先天，基本上只出不入。吃饭补的是经气，此经气是经脉当中的气，饭，水谷精微经过气化产生的能量，先供给心、脑、肾这些最重要的器官，其次供给五脏六腑的运化，最后有多余的能量则储存起来，这其中的气化，则需要调动元气。所谓练功，也不是补元气，而是练功可以让元气消耗最小化，所以古代功法都在呼吸吐纳上做文章。

吃激素是重调元气，每天吃点儿咸的属于微调。用一杯元气来打比方，我们普通人是一天消耗一丁点，运动员如果用兴奋剂，就如同用激素，属于快速抽调元气法，一下子会用掉一小半，假如杯子里就剩一小半了，我们还能赖以活些时日，而他一猛调，就是猝死。猝死就是元气一瞬间彻底空了，这也是运动员不见得会比普通人长寿的原因。

再举个例子，女人长期节食为什么会得厌食症？现在很多女孩儿喜欢节食减肥，到厌食症时，便是吃完饭跑到厕所全吐了。记住，男的娶的是能生娃的老婆，娶的不是病人。我老跟那帮减肥的姑娘说，男人再傻，也没傻到娶一个病人的份儿上。他一定娶一个有活力的、能生娃的女人，绝对不会娶你们这种洗个澡都能晕倒的女人……长期减肥的女人最后都得得病，脾胃为后天之本，人吃得特别少以后，消化和吸收就都成问题了。这样的女孩子呢，因为脾胃无法生气血，所以先是闭经，然后就是抑郁等。

吃完饭，人为什么会犯困？因为消化食物也是要耗点元气的，元气用于中焦，脑子就有点不足，不足就自保，这时的自保就是犯困。常年节食的人，活着，没有饮食化成精气，就得靠元气活着，久之元气虚亏，就剩一点点，怎么办？人傻，身体不会傻，若吃下点东西，剩下的这点元气，是用来消化饭呢，还是用来保命？肯定要用于保命，于是，为了保命，吃下的饭只能吐掉，于是就成了厌食症。

同样的道理也可以解释孕妇呕吐，凡是呕吐的孕妇，身体都谈不上强壮。

吐，就是因为元气虚。那点元气，保孩子，就保不了你，再加上胎儿压迫阻隔经脉，营养也难以吸收。这样的孕妇就很难受，早上起来阳气足，有劲儿往外拱，就晨呕。到了下午为什么不吐了？没劲儿了，不是不吐，而是没劲儿了。

其实现在还有一个重度耗散我们元气的地方，就是冬天睡觉少。都说"春困秋乏夏打盹，睡不醒的冬三月"，别的季节还只是困啊、盹啊，少睡点可以，冬天却一定要多睡。冬天天黑得早，就是让人早睡觉。由于冬天光线不足，人们通常会在秋冬季节情绪低落，这种被黑暗和寒冷征服的沮丧懒散属于季节性障碍。但这种懒散迟钝属于人体自保，就像动物的冬眠，可以减少能量消耗。正好冬季的食物也略显匮乏。季节性情感障碍原本是祖先生存的优点，现在却变成了我们致命的疾病，因为现在的人在这样的季节里也不能停下脚步，办公室的人造光线依旧明晃晃地消耗着我们，我们只能更深地伤害我们的生物钟，身体开始变得一团糟。

"在志为恐"。我们在分析情志的时候，都要考虑到情志的邪与正的问题。比如"怒"，所谓"正"，就是金刚怒目，你首先要修成金刚，这怒不仅不伤你，还会增显你的能量、威仪。所谓"负"，就是怒不可遏，你身子弱，控制不住邪火，关键是这怒不仅伤人，更伤己，怒后七窍生烟、五脏俱焚。所以，"情"的根底是身子骨，是身子骨在承载着情和欲的大小和方向。正

"喜"是法喜。所谓法喜，不会因人、因时代、因种族而变化，他已然能够用无限来包容一切有限的存在。而凡人之"喜"，则不稳定，得之则喜，失之则悲。恐，也有邪正之分，正为谨慎内守，邪为外散不收。肾虚者必惶恐，用《黄帝内经》的话说，就是"心惕惕如人将捕之"。这个恐，源于我们身体的最下面，所有关于生与死、恐惧、不安全感、疼痛、混乱以及忠诚，都源于此处，并由此生出对上天恩宠的渴望。

这大概也是宗教信仰的来源，我在《生命沉思录3》里专门谈过这个问题，很多人以为信仰源自大脑或心。其实，真正的信仰不是源于大脑，也不是心，而是源于此处，源于任、督、冲交汇生发处（藏密称之为"海底轮"）。过去有人会要求你表忠心，如果不是从恐惧、害怕生出的敬畏，人是不会有忠心的。心，可以伪装，但恐惧没办法伪装。所以凡是脑子里想出来的信仰，都不是真信仰，只有从海底轮生出的信仰才是真信仰。

那么，人产生信仰一般会在什么时间段呢？

一般是两个时间段，一是年轻时。《黄帝内经》把"天癸"的启动视为人体生命节律的要点。由此而言，信仰是气血充足而冲顶时的灵光闪现，这也是很多宗教领袖都是从30岁左右开始传教说法的原因。因为任何信仰都有要求信众恭顺的特性，所以，年轻人贲张的气血也会让他质疑以前诸法，并创立自己的学说，成为革命者。

而更多的人一般会在遭遇重大灾难或重病后，由于惊恐和气血的衰弱，使他对生命、生活产生诸多的疑虑和不安，急于寻找精神的支持，这时一般会因缘而皈依某种信仰，以求庇护。

真正夙有慧根者与盲目信仰追随者的不同是：前者有超级的精神和心灵的稳定性，他可能隐于闹市，但从不被世俗迷惑，他知道自己要什么，并知道自己能得到什么。而盲目的信仰追随者则时时惶惑，不停地追道、问道、喜欢依附他者、喜欢尝试各种方式，但就是没有内心深处的淡然、坚定和担当。所谓盲目，就仿佛被蒙住了双眼，谁叫跟谁走。

无论如何，信仰不是信"教"。信仰是在大千世界的面前保持着犀利的痛苦、冷静的爱和对认知真理的激情；是一种独立的精神，而不是对他人的依赖；是让自己变大，而不是让自己跪下……

恐伤肾，思胜恐；寒伤血，燥胜寒；咸伤血，甘胜咸。

"恐伤肾"。恐惧，神明荡惮而不收，不仅伤主收藏之肾，还伤元气。人之所以害怕、恐惧，是因为无明，所以"思胜恐"，就是土克水，就是人只要活明白了，就不害怕恐惧了。

"寒伤血，燥胜寒"。寒邪凝滞就会调动元气破瘀而损伤精血。燥胜寒，燥气可以使肾精精炼到极致，精足则能胜寒凝。

"咸伤血，甘胜咸"。过咸则血脉凝聚，伤血。甘胜咸，则是土克水，甘缓和濡润之性可以疏通经脉，而克制咸之凝聚。

既然讲到神明，我前面说过：肾阴可比喻为欲望，肾阳可比喻为志气。所以不要把欲望当作志气，欲望耗散人精神，志气提升人精神。《黄帝内经》里第一篇就讲了"志闲而少欲"。闲，是悠闲和优雅，所以志气可以从容地去实现；而欲望是急于马上抓住的东西。志气高远，就是阳；欲望低级，就是阴。西方认为欲望是推动人类历史往前走的车轮，中国人则认为欲望太过就可能让历史倒退，而志气则可能推动历史进步。所以，不要老觉得正能量这些词是可笑的，一点都不可笑。正能量，源于阴阳，凡是可以提升你的，都是阳；凡是可能消伐你的，都是阴。欲望少，人的身体就好，欲望旺盛，久之，就是虚火，人就外强内弱，就没有持续性。我们现在要做的，就是长志气，消欲望，未来则平稳、安宁。

好，至此，《阴阳应象大论》五方这一部分算是告一段落。这一章叫《阴阳应象大论》，基本上分三大段落：开篇，天地阴阳应象；中段，五行阴阳应象；结尾，诊脉察色、治疗针砭，亦皆取法于阴阳。所以《阴阳应象大论》，实为传统思维之圭臬，值得反复学习揣摩。从这一篇看，《黄帝内经》是以身体为例宣讲自然生命大道的一本书，而非单纯之医书。因为肉身是我们最真实的当下，从肉身入手，才是理解万事万物最快的捷径。人的思想有差异，政治有差异，生活有差异，人种有差异，肤色有差异，但身体内部无差异！都是五脏六腑！只有肉身，还遵循着上天给它的本来面目，并且，由五脏六腑而生出的本性也还在人的理解范围内，从这个意义上说，平等是存在的，即肉身的平等。尽管没有"气"的平等，但至少还有"器"的平等……

> 我们要懂得阴阳，就要先懂"象"。

我们要懂得阴阳，就要先懂"象"。这个象就是根本，就是有生命的活的东西。而加上单立人的"像"，就是假的、无生命力的东西。西方有本书叫《人是机器》，西医所有观点都跟这个观念有关，他认为人体的老化源于磨损，所以他致力于人体零件的修复，虽在基因、细胞、精血方面极度细化，但在病因、病理方面因缺乏一种生命的整体观，而不得究竟。比如我曾咨询专家：乳腺癌的病因是什么？子宫肿瘤的病因是什么？他们的回答通通是：不清楚。百度的回答也是：不清楚。而中国传统医学却可以通过经络理论或奇经八脉理论等做出相关的结论，比如胃经、胆经、肝经、脾经、肾经或冲脉，都有可能对乳腺有深刻的影响，并依准对此理论的认知辨证施治，而且极为有效。中国传统医学认为：人是内景，以脏象理论、经络理论、奇经八脉理论为究竟，在这个风景当中，有金木水火土，有风寒暑湿燥火，有血脉的井荥俞经合，有五脏神明的神魂意魄志……这些，都不是打开人体能获得的真知，但又是不可否认的存在。

在生命认知上，除了基础理论上的不同，中西医还存在着三个说法上的不同：一是左肝右肺说，二是心之官为思说，三是五脏神明说。

西医传入中国，最初是传教士的功劳。当时的传教士们都是抱着救世主的信念来到中国的，他们的努力是要把"文明"带给"野蛮人"。但当他们踏上中国这块广袤的土地时，发现他们面对的不是浅薄、落后的文化，而是几千年的文化，其震惊可想而知。如何把他们的文化融入中国文化、把他们的医学融入中国传统医学便成了一个重要的课题。这其中，医学名词的统一和标准化是早期西医传播中亟待解决的问题。最初的解决方式是西方人努力向东方靠拢，但当时，中国的反应却是要向西方靠拢，从某种意义上说，这种放弃自我的方法不仅是中国医学的灾难，也是整个文化的灾难。1933年，当时的中央国医馆开始着手统一中、西医病名工作，引发了一场全国性的争议，争议的参与者都是中医，其焦点在于统一病名采取何种标准。施今墨、陆渊雷一派认为"西医现行之病名……已入科学方式……今若所造病名，必不能异于西医，能异于西医即不能合于科学"。而恽铁樵则强调中西医体系不同，统一病名当以中名为主。他指出："中西医学基础不同。外国以病灶定名，以细菌定名，中国则以脏腑定名，以气候定名，此因中西文化不同之故。"他认为科学是不断进步的，不能认为现在的科学就是永恒的真理。世上的真理只有一个，但认识真理的方法却不止一个。西方科学不是学术的唯一途径，东方医学自有其立脚点。如果以西名为主，中医学说则名实不符，长此以往，破产的不仅是中医学说，中国文化也有不安之虞。吴汉仙则强调中医的主体地位。他以真心痛、心悸为例,认为"国医学理,深远微妙,绝非机械式论断所能测度者"。因此,不能废中医气化之理,而用西医机械式治疗。其实,这场争议事关重大,因为纯粹的西化之路,只能导致我国传统文化的衰落,而中医药又是首当其冲,因为中医药是中华民族传统文化的集中体现。

有人说,现在西方不也接受刮痧和针刺了吗?但接受手法不见得他接受了理论。比如他认为:刮痧可以造成局部毛细血管扩张,重建人体生理循环。但这与真正的中医理论相差甚远,明代张介宾说:"五藏之系,咸附于背,故向下刮之,则邪气降……毒深病急者,非治背不可也",这才是刮痧能治病的意义所在。再有,扎针在西医看来是一个物理干涉,而中医讲经络"内属藏府,外络肢节"(《灵枢》),所以中医认为扎针是干涉能量系统。草药的作用也如是,是使能量重新流动舒畅,是帮助"气"的流动的,比如人参补五脏之气。再如眩晕症,西医认为是美尼尔症,不易治,中医认为病因由风、寒、热引起人体能量的不平衡,在脸上及胳膊上扎针(穴位都在大肠经),卸掉风热或风寒,病自然痊愈。

当时中西医虽然彼此无法说服对方,但最终西医还是从几点上让中医乱了手脚。第一,就是"左肝右肺"说,从解剖学上说,肝明明在右,你中医凭什么说在左呢?只有恽铁樵这等中医厉害,提出"中医的五藏,非血肉的五脏"!中医讲究的是"气",而不是脏器之"器"。左肝指肝气主升,右肺无非是指肺气降于右。但中医界有一个根本问题始终没有解决，就是古代中医地位卑微，大多流于民间，所以学问不精，能有恽铁樵这等见地与学识的人微乎其微，自然响应极少。哪怕是现在，最优秀的人也都去考清华北大学数理化去了，若中医学界总是从三流人物起底，不像西医学子那样地位高且所学精益求精，那中医界打翻身仗的概率就不大。

西医抓中医理论的第二个把柄是，中医认为人是用心来思维的。利玛窦在《西国记法·原本篇》中有"记含之所在脑囊……人脑后有患，则多遗忘"。因此大脑是思维和记忆的主体。中医则始终认为人的情感、思维通通是跟心相关的，所以西医的提法对当时的中医打击很大。但现代西医做了换心手术后，发现人的思维会因心脏的不同而发生很大的变化。而且目前依旧没有人造机械心脏，恐怕是人造机械心脏无法完成所谓的心肾相交吧。

关于心与思维的关联，从中医脉象上看，假如心脉无力、心气不足的话，人的思维力就不足，我给这种脉象起名叫"了无生趣"，这种人既懒得想，也懒得做。这种人心脏没毛病，只是心气、心血略有不足，心主神明，神自然也不足，对万事万物也就没有兴趣。

第三，西医因为不讲五脏神明，所以毫无忌惮地大动手术，他认为他只是在动这个脏器，但中医说这个脏器里面有神魂，甚至中国人也把动了心肝肺以后的性情大变、心神不定、极度衰弱等，看作失魂落魄，认为手术打开身体后，伤害的不只是肉体，而是气或者神明。这就是中西医对肉身看法最大的区别所在。这可能也是中国古代手术这一门很难传续的原因之一。

据说在汉代，华佗能做极高级的手术。《三国志·华佗传》记载："若病结积在内，针药所不能及，当须刳割者，便饮其麻沸散，须臾便如醉死，无所知，因破取。病若在肠中，便断肠湔洗，缝腹膏摩，四五日差，不痛，人亦不自寤，一月之间，即平复矣。"这里面有三点很牛的地方：其一，手术前，麻沸散。其二，开腹，断肠湔洗。其三，术后"缝腹膏摩"，即缝上伤口后用一种自制膏药涂抹后，四五二十天左右就痊愈了。"四五日差"，古文里的"差"是病愈的意思。可见在华佗的时代麻醉、消炎都能解决了。很可惜，这一门没能传承下来，麻沸散在民间也只剩蒙汗药的说法了。

华佗真是古代的医学高手，和扁鹊一样，是中国医学里难以逾越的高峰。华佗不仅能开刀做手术，中医的本领更高强。"精方药，其疗疾，合汤不过数种，心解分剂，不复称量，煮熟便饮，语其节度，舍去，辄愈。若当灸，不过一两处，每处不过七八壮，病亦应除。若当针，亦不过一两处，下针言'当引某许，若至，语人'。病者言'已到'，应便拔针，病亦行差。"寥寥数语，却把一个古代大医的形象烘托出来。我们看，他开药，几味而已，真是用手抓药，基本一服而愈。他艾灸，只是一两处，每处不过七八壮，而不像我们今天似的，一灸一大片。他扎针，亦不过一两处，下针即问病人，针感到某处了吗？到了，告诉我，病人说，到了，拔针即好。可见他对气机、气道及穴位的把握。可以这样说，他看病，为医家确立了榜样。

至今，在强大的西医攻势下，中医已经式微了、没落了，又开始转入民间模式了。其实，我从不怕中医衰落，因为中国文化都有经典在那儿放着，中医也是有经典依准的，有经典在，再衰落也进不了死地。经典的传承，可以不绝如缕，缕就是丝线，看似岌岌可危，似有似无，实则韧性无比。经典的最大意义在于，只要有经典在，民族自信心就不会丧失，只要民族自信心在，什么都可以重新再来。

《阴阳应象大论》这一篇为什么重要，就是因为它在讲中医思维。《阴阳应象大论》学完了，后面都好学。我很奇怪，中医院校为什么没有中医思维这门课？我在大学里读过法国作家布留尔的《原始思维》，还有西方人类学的很多书籍，因为有这些东西打底，所以学起中医来并不费劲。中医思维的核心就是取象比类，其实，这是传统文化的思维核心。如果不能堪破其象，很多事我们就看不清楚。比如古代墓穴里的人嘴里经常含着蝉蜕一样的玉石，蛾与蝉。这两种动物是以周期性变化为特征的，所以被视作长生不死的象征……因此，所谓长生就是不断重复现象的表征。而原始人的一切关于死亡与来生的信仰、感情和预兆就这样有机地融合在一起，并成为他们最为关注的中心。甚至通过这件事，我们可以看穿月亮为什么跟"嫦娥""婵娟"之名有关，这两个女性化的名字如果去掉女字偏旁，换上虫字旁，则可显露其原型意象——蛾与蝉，都是在讲生命的蜕变与再生。

象，有天地之大象，也有东西南北中之五行之象，还有声色味志窍等象，还有病变之象。如此，我们的视野从宏观到微观无所不至，远可观，近可辨，而最细腻的就在肉身上，可以细细体悟。你看，老祖宗为了让我们明白点事，真是用尽心机啊！若不学，我们怎么能对得起祖宗，并得其精粹呢？

七

——

再论阴阳

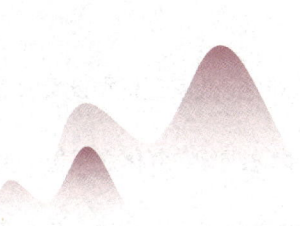

> 故曰：天地者，万物之上下也；阴阳者，血气之男女也；左右者，阴阳之道路也；水火者，阴阳之征兆也；阴阳者，万物之能始也。故曰：阴在内，阳之守也；阳在外，阴之使也。
>
> 帝曰：法阴阳奈何？
>
> 岐伯曰：阳胜则身热，腠理闭，喘粗为之俯仰，汗不出而热，齿干以烦冤，腹满死，能冬不能夏。阴胜则身寒汗出，身常清，数栗而寒，寒则厥，厥则腹满死。能夏不能冬。此阴阳更胜之变，病之形能也。

本段是对阴阳的再次总结。大家还记得此篇开篇那句定义吗？"黄帝曰：阴阳者，天地之道也，万物之纲纪，变化之父母，生杀之本始，神明之府也，治病必求于本。"开篇先定义阴阳，而此处，又从天地再论阴阳。

故曰：天地者，万物之上下也；阴阳者，血气之男女也；左右者，阴阳之道路也；水火者，阴阳之征兆也；阴阳者，万物之能始也。

"故曰：天地者、万物之上下也"，还是应象，第一个象讲天地，天地是万物之上下，天是上，地是下。

"阴阳者，血气之男女也"。阴阳，是血气的男女。这里面，用三个象，互相解释。阴阳，是一个象；血气，是一个象；男女，是一个象。其中的对应关系是：阴对应血，对应女；阳对应气，对应男。其中，阴阳概念是空灵的，我们可以说不懂；血气概念也是空灵的，我们还可以说自己不懂、不理解；但说到男女时，概念一下子清晰起来，一切都落了地，落到自己身上，你不能说自己不懂了。理解了女人的沉静、内守，你就明白了什么是阴、什么是血。理解了男人的阳刚、卫外，你就理解了什么是阳、什么是气。中国文化绝对不会让你不懂，它会以应象的方式，也就是打比方的方式，让我们理解一切。《黄帝内经》如此，《易经》也如此。《易经》说乾坤，你说我不懂什么是乾坤，好，圣人就带你去看天看地，说：乾就像天，坤就像地。你这熊孩子说我是个瞎子，看不见天地。好，圣人并不气馁，接着告诉你，天就是父，地就是母。你说我是孙悟空，从石头里蹦出来的，不懂什么是爹妈。好，他依旧不会放弃我们这种熊孩子，他会带我们去看牛和马，说：乾就是马，坤就是牛。你看马不停地往前跑，就像父亲一样操劳不停，这种精神就是"自强不息"；你再看牛，总是低着头，忍辱负重，这就是阴，就是坤，就像是母亲永远吃苦耐劳，这种精神就是"厚德载物"……如此这般，一定要让你懂，懂了以后，你就知道"当牛做马"，指父母；望子成龙，指长子"震";望女成凤,指长女"巽"。所以,取象比类,就是圣人让我们理解万事万物的重要方法。女子为阴,男子为阳,男子在外面宣散奔波,女子天天在屋子里收敛收藏。女子的肚子连个孩子都收得住,这是大收;男子最宝贵的小小的精子也得到处送,这就是大散。什么叫自强不息?自强不息就是你能继续生产你送光的东西,没人给你另外供给,你必须自己老得有着。这就是大能量、大本事啊。

"左右者,阴阳之道路也"。先前讲"上下",此处讲"左右"。左边为升,为阳之道;右边为降,为阴之道。比如左胁疼痛,会往上攻;而右胁胀痛,会下行。气有路径,并决定走势。把这个理弄明白了,按摩都有章法,升不上来的,降不下去的,都顺其势推;平时养生,则逆行之,本性向上者,向下推;本性下降者,向上推。如此,就是"得道"。

古语说"顺则凡,逆则仙",修行就是这六个字。你什么都顺着他,他就成凡人,你什么都逆着他,反而也许成就他。我原先说过,相较于生你者,克你的人更重要,因为这是来成就你的人。有很多人提出要跟着我,为我工作,我都沉默了,为什么呢?因为我明白一件事,我属于生人者,不属于克人者,也就是说,跟着我会很愉悦,但我不会管理人,除非你有很强的自我觉知力,否则就废了。所谓"管",就是天天这儿挑毛病,那儿挑毛病,直到你没有毛病。而我呢,凡事爱看优点,缺点又不忍说,自己懒,对别人就得过且过,于是我常说跟着我的姑娘除了不求上进外,没毛病。可她们没听出来，不求上进是个多么大的毛病啊。除非她们自省力强，能时时自我管理。要不就应该趁年轻多出去闯闯，多受点委屈就成长了。而且，所有人都要提防捧杀，别动不动就口无遮拦，没了分寸，别人再怎么夸你，你也不要忘了自己是谁，所谓传统文化素养，就是要有一颗恢宏安静的心，同时又喜乐地做个低调、温润的人。

阴阳，只有落到实处才有用。落到实处，就是落到具体病症上，比如，阳气生发不力，就会出现左胁痛。肝气升发不起来的时候，轻症是头晕、头疼，如果肝气被憋，再加上气血胶着，就容易长带状疱疹。右边不降，就属于肺气不降，肺气不降，人就多梦，而且，头部会有胀胀的感觉。总之，身体只要出现左右的不平衡，就是阴阳的道路出问题了。

"水火者，阴阳之征兆也"。征兆，就是表征、兆头。一切水象的、可以凝结的、有下降趋势的等，都属于阴。凡是火象的、宣散的、有上升趋势的，都属于阳。判断阴阳要从变化中断定，从征兆中断定，这一点征兆就是气息，是从无形到有形的可能性，所以，下面就出现了一个界定阴阳的新词："能始"。

"阴阳者，万物之能始也"。这句可以翻译成：阴阳，是万物的本源。但要细讲，就有意思了。关于"能始"两个字的解释，王冰注："能者，胎之借字。"《尔雅·释诂》云："胎，始也。"但胎与始，还是有细微差别的，始，代表无形的层面，胎，代表有形的层面。为什么这么说呢？这次不仅要看《说文解字》，还得看《尔雅》。

"能"通"胎"字。《说文解字》训"胎"：孕三月也。也就是说，怀孕，三个月前为"胚"，三个月后为"胎"，所以，"胎"为生命之开始，即有形之开始。所以这个"能"字在此对应的是"阴"。何为"始"？把这个"始"字弄明白了很重要，不明白这个字，你甚至读不懂《道德经》的开篇：无，为天地之始；有，为万物之母。一开篇就没弄懂的话，就没办法往下读了。

在《说文解字》之前，有一本词典，叫《尔雅》。《尔雅》把天地万物分成19大类，开篇第一句是："初、哉、首、基、肇、祖、元、胎……始也。"这些词都是同义词，都在解释"开始"的意思。要想明白每个字的意义，就要查《说文解字》，这就是字典和词典的不同。

在《说文解字》里，"初"是"裁衣之始"。左边为衣，右边为刀，就是用刀开始剪布的意思。

"哉"通"才"，是"草木之始"。"才"里的"一"代表地平线，底下是根，上面出来的头是草木刚长的样子。

"首"是头，是人身体的开始，"首"字的大篆写为"𩠐"，就像一张人脸，并且头上长着头发。

"基"，盖房要从打地基开始，所以基是"筑墙开始"。

"肇"字左上角是"户"字，右上角是一只手，底下表示声音。手刚开门的那一瞬间就叫作"肇"。什么叫肇事者呢？比如开车出现了追尾事故，责任在谁呢？一定是第一辆车先撞上去，后面很多的车都跟着撞上去，那肇事者就是第一个撞上去的。所以肇事者就是第一个闯祸的人。

"祖"是家庭的始祖。左边的示字旁（"礻"）有两个含义：一是上面放着一块祭肉的木桌，代表祭台；二是代表祭祀用的灵石。"且"字是男性生殖器的象征，也有种说法是代表牌位，其实供奉祖宗牌位就是告诉我们人不可以忘本，我们之所以有今天的生命，实际上是我们老祖宗强大的生殖力的体现。所以"且"字当男性的生殖器讲也好，当牌位讲也好，都是古代对生殖的一种崇拜。

"元"就是一个大头,和"首"的意思是一致的。中国老百姓叫"黎元"，黎是黑的意思,元是头,因为中国人都是黑头发。在秦代,老百姓叫"黔首"，黔也是黑的意思。这两个词其实是一个意思，都是长黑头发的脑袋。

"胎"字的大篆为"始"，就像婴儿头朝下在母腹里的样子，胎儿就是人生命的开始。所以《说文解字》说："胎，孕三月也。"

解释了前面的所有字，还得解释"始"。"始"在《说文解字》里是"女之初"，指的是女子月事初来，即女子的月经初潮。女子在月经初潮之前是小女孩，之后从一个小女孩变成了一个女性，具备了生育能力，即可以定亲了，所以"始"字代表女孩子作为女性生命的开始。但大家一定要注意，这一天只是代表一个征兆，一个女孩子成熟了，生命有了新气象，但生育不生育还是未来的事，此时只是征兆而已。不过无论如何，这一天是值得庆贺的，所以古代这一天，女子月事初来的这一天，一定要给女子行"及笄之礼"，这个我在《情到深处是中庸》一书中有详细的解释，此不赘述。

以上讲的就是《说文解字》和《尔雅》的不同。《说文解字》从字形解释字义，《尔雅》则解释词义。

所以"阴阳者，万物之能始也"这句，应该翻译成：阴，是万物之开始；阳，是天地之开始。也就是说，"能始"虽然都代表开始，但"能"是有形的开始，"始"代表无形的开始。就好比，"始"如同精子卵子，精子卵子不结合，就啥也不是；只有精子卵子结合后，才有"胎"，才有"能"，才有生生不息之万物。

上古不知精卵结合，故女人认为孩子都是老天给的，鬼神给的，姓也都随母姓，所以是母系时代。等到男子明白自己在这件事上的重要意义后，人类就进入了父系文明。所以大家看，明白阴阳这件事，影响了人类历史。

我一直庆幸，总觉得老天爷对我特别厚爱，如果一生只读过《道德经》《易经》什么的，而没有读过《黄帝内经》，我可能永远参不透《道德经》《易经》这些经典。因为性命是人之根本，把性命读懂了，才能够读懂人生。不先见自己，怎么见众生？！不知众生也是自己，怎么见天地？！何其幸运，我们现在在一起，好好地读这本经典，完整地读这本经典，我们的生命，也不再是一段一段地、任性地追求，而是有了一种完整的加持，我们，仿佛也完整起来了。

故曰：阴在内，阳之守也；阳在外，阴之使也。

前面全是打比方，在这儿就要做总结了，"阴在内，阳之守也"，对生命来讲，阴就是血，阳就是气，阴阳就好比血气的关系。阴在内，有阳作为它外在的护卫；"阳在外，阴之使也"——阳在外，有阴作为它内在的佐使。

还是举例子吧，比如我曾经见过一个老先生，旁边的小姑娘说："老先生的脸好粉嫩啊！"我不吱声，不多管闲事。如果那女子问："曲老师您看老先生的脸这么粉嫩是怎么回事？"你求我了我才说，这句话就特别能解释这个，"阴在内，阳之守也；阳在外，阴之使也"。他外面粉扑扑，外面也是阳，气都飘出来了，气飘出来意味着里面拽不住了，守不住了，所以这个相在中医里叫"虚阳外越"。

虚和实的关系，永远是正气虚，邪气实。以痛经为例，小腹特别疼的，叫邪气实，疼痛都是实证。而疼痛不敏感的，只坠坠地酸痛，并且腰也酸的，就是正气虚，邪气也虚，也就是阴阳俱虚。

对付邪气实，重点不是杀伐，而是要培补正气。杀伐会让邪气更抵抗，正气培养起来，就可以顶替邪气。

治病有两个原则，一个方法是扶正，一个方法是驱邪。哪个方法更巧呢？扶正更巧。就像管孩子，有的孩子成瘾性地玩游戏你是管不了的。我们曾见过一个孩子有手淫的问题，他爸天天用电棍电击那孩子的手，好帮他戒掉这毛病。最后这孩子越来越虚弱，越来越孤独寂寞，越孤独寂寞，他就越沉溺在自我的情欲里，他就越不可救药。关于管教孩子性癖这方面，大人千万不要太小题大做了，最好轻描淡写消灭于无形。小男孩小时候有手淫的动作，大人不可大呼小叫，孩子，对所有的大惊小怪都会铭记在心的。这时候，你可以用别的东西把他的注意力引开，用别的东西把他的手占住就好。

再比如小孩有网瘾，父母就要拿出一年或半年的时间，带着孩子去旅行或攀岩、滑雪等。有人说，孩子的学习咋办啊？你若不让他休学半年，未来可能连学业都无法完成。只要家长肯拿出时间来，孩子走着走着，身体就结实了，就知道世上有比网络更美、更好的东西，他慢慢就脱瘾了。脱瘾，既不能靠打，也不能靠电击，只能靠具体的正能量，靠扶正的方法，就是拿出时间来陪他。而驱邪的方法，就是杀伐和打斗，只会更累，坏的东西也有生命力，病毒、细菌也是生命，生命是杀不死的，只能靠劫难来结束。

曾看过一块恐龙化石，上面有9个小恐龙，头都朝着一个方向，可见，灾难来临的一瞬间，它们都明白了，但已无力回天，劫难在一瞬间结束了所有生命。除此之外，没有什么能彻底结束生命。凡遭打压的东西一定会变异，它比你进化得快，变异到你完全没法控制。所以西医现在特别怕抗生素失效，抗生素一旦失效，就只能靠激素了，而激素，又直接毁人生命，如此，便没了未来。

"阴在内、阳之守也"，阴在内，有"阳"作为它外在的护卫；"阳在外，阴之使也"，阳在外，有"阴"作为它内在的佐使。这句话特别告诫我们，学《黄帝内经》真的就是在学人生，谁也别自鸣得意、狂妄自大，任何事物都有内外，你在外面风光了，你的动力来源于内。我之所以能够如此天真无邪地活着，一定是因为我身边的人在低头。我不知道油盐酱醋多少钱一斤，我身边总得有一个人知道。一定是牺牲了别人的幸福，我们才能得到这份天真，如此，我们一定要知感恩。

> 帝曰：法阴阳奈何？
> 岐伯曰：阳胜则身热，腠理闭，喘粗为之俯仰，汗不出而热，齿干以烦冤，腹满死，能（耐）冬不能（耐）夏。阴胜则身寒汗出，身常清，数栗而寒，寒则厥，厥则腹满死。能夏不能冬。此阴阳更胜之变，病之形能（态）也。

这一段，可以说是把"能"通"胎"，"能"通"耐"，"能"通"态"，三个通假字的意思讲全了。

"帝曰：法阴阳奈何？"从此段往上，是在讲阴阳理论，下面开始讲实例，讲怎么依准"阴阳"去做事。

于是，岐伯以身体为例开讲：他说"阳胜则身热"，此处"阳"不可翻译成阳气，只能翻译成"阳邪"。阳邪如果过胜的话，身体会发热，这个时候如果"腠理闭"，就会"喘粗为之俯仰，汗不出而热，齿干以烦冤，腹满死，能冬不能夏"。阳气本来有卫外的功能，但如果阳气过胜，就是实邪，卫外太过，则腠理闭塞。腠理闭塞，体表被憋，人更得调动呼吸，这时若肾不纳气的话，就会喘息急迫粗重，身体为之俯仰。正常人的呼吸，应该是不被察觉的，凡呼吸有声，就是病，出现喘音且声音粗重，则病重。这时再出现汗不出而高热，牙齿干燥，心里烦闷，若再有腹部胀满的感觉，就是死症。为什么是死症呢？首先，腠理闭，是肺气失职；喘粗为之俯仰，肾不纳气为喘；汗为心液，汗不出，为心气失职；齿干，为肾液不能上输；烦冤，为神识已乱；腹满，为六腑不能运化，如此，便只有死路一条。

出汗这事，阴血得足，心阳得足，卫外的阳气还得恰当，过强，则憋；过弱，就收不住。只有恰当好，才有舒适的出汗，才能达到出汗排毒的效果。比如天一热人就呼呼出汗了，说明阴血足，心阳也足，可以把腠理疏通开，把这个热量通过汗带走一部分。如果阴血不足，阳气再固摄不住，人就出虚汗，最大的虚汗是盗汗。

见过一个病人，从去年六一开始发热，去医院，刚开始只是咳嗽，到现在为止一年了，已经不能喘气了，每天只能靠喷雾，已经成哮喘了。我最大的不理解是，他用西医治了半年，反复地发热，最后变成哮喘他还继续找西医，越治越重，为什么不撒手呢？他说那期间撒过手啊，曾经吃了三个月的中药，而且都是补药，一点儿也没见好啊。

其实，这也是大家的困境。我们先看这个病人的问题及西医思路：咳嗽，属于发炎，引发高热，退热消炎，损伤肝肾，咳嗽变成哮喘，最后用激素，终身服药。

再看中医思路：咳嗽，初始原因一般在肺，此时辨证是肺热，还是肺寒，一般而言，白痰属于寒痰，白痰转为黄痰时，属于寒化热。下对药方，咳嗽止。若咳嗽已引发高热，说明少阴心肾已启动，此时要辨证：此高热属于太阳发热还是阳明发热，还是少阴发热或少阳发热等，辨证准确后，用药，高热止。若至哮喘再看中医，也无妨，辨证准确后上药，同时必须撤激素，就这一点，很多中医都不敢，可见艺不高、胆不大、理不明、药不通，还美其名曰：若中医都管用，还要西医干吗啊，中西医一起上，才好。好吧，跟这种人不争执，一句话，有识有胆有才的人，会说：把西药撤了吧，别掺和到一起，治好了，不占人家便宜；治坏了，别让人家背锅。

让大家学《黄帝内经》《伤寒论》呢，就是想让大家学会这种思路，遇事别慌，起步时最好就走对了，最起码，有时候，乱治，不如不治，推推后背泡泡脚，好好休息两天，也许就好了。

有人会说：那心梗也不治？这就是杠精了。任何病，都不是一天形成的，都前有征，后有兆。如果你老闹胆囊炎，就得防心梗，因为心与胆通。如果你总胸闷气短，后背又总疼，得防心梗。如果手臂有放射状疼痛，小腿肚子疼痛，也得注意心脏。如果总心悸心慌，或好似胃疼，也得小心。还有一种，手指发青、发白、冰冷，也是心血不足的表现。圣人都是见微知著，而百姓都是见微不知著，凡事从微中入手，自然防患于未然。

"能冬不能夏"之"能"字在此通"耐"，一般翻译成"经得起冬天，而经不起夏天"。这又是着相了，此时的冬天，指收敛收藏，夏天指生发生长，所以，此句是说：生命至此，只有收敛收藏，此时，心、肺、肾，皆不能发挥作用，六腑为阳，也岿然不动了，岂不是，只有收敛收藏了，而没有生发生长了。

在这一篇里，出现了三次"能"字，一次，"能始"之"能"，通"胎"，代表开始之意。此处"能冬不能夏"之"能"，又通"耐"。最后一句"此阴阳更胜之变，病之形能（态）也"中的"能"通"态"。后面还有一篇文章叫《形能篇》，此处之"能"，也通"态"，即《形态篇》。实际上这是个错字，古代都是竖排版，原文是《形态（態）篇》，后来把繁体的"態"下面的"心"给刻漏了，就成了《形能篇》。所以说，不明通假字，就读不了古书。

前文说到"喘粗为之俯仰"，这句形容得真好。即怎么待着都不舒服，哮喘的人晚上几乎不能平躺，只能坐着。人老没老，查下枕头高低，就明白了。枕头高了，人就老了。新出生的婴儿根本不需要枕头，一般一个毛巾叠两层就可以了，而且睡姿好看，两手上举抱头，像小老虎一样。人一老，每天晚上把枕头拿过来往上堆，堆高点才舒服。

"汗不出而热"，就是汗出不来而高热。表皮被憋，肺也被憋，最后发热以自救。凡是发热，一定要解决皮毛的问题，如果一点儿汗都没有，浑身干烧，这个时候必须要用到麻黄。也要解决腠理问题，所以会用到桂枝。

带状疱疹，过去叫作缠腰龙，也属于皮毛病，春夏之间很常见的一种病，也属于"汗不出而热"。如果很疼，说明精还足。等精不足了，就会死人的。为了防止这条龙缠上，挑带状疱疹的技巧就是往两边挑，以肚脐为界，往两边挑，不可以往中间挑。西医对此病，一般是先消炎止痛，长时间解决不了的话，就变成神经痛。中医对此证，非常有效。揭盖子，通营卫，补内虚，驱虚火即可。麻黄汤、桂枝汤、小柴胡汤、麻黄附子细辛汤等，诸方可用，只须辨证准确。带状疱疹跟带脉相关，但也有长在胸膛或额头部位的，凡是一圈一圈长的，都可以属于带脉病。又属于半表半里证，所以带脉病的一个核心方子就是小柴胡汤。有人问：小柴胡汤，买外面那个冲剂行不行？不太好，汤药有涤荡之效果，所以最好是找中医把脉开汤药，这样效果最有保障。其中药量很重要，这样的病，像水痘和麻疹，有时需要先往外表一表，出透后，直接就干瘪了，也就痊愈了。

我们人体的经脉全部都是纵向的，只有一条经脉是横着的，横在腰脊处，

> 带脉属于奇经八脉，但决定一身上下气血的运行。

也就是平时的腰带处。带脉属于奇经八脉，但决定一身上下气血的运行。好多男人肚子大就是带脉病，女子小肚子大和白带多等妇科病也跟带脉有关。带脉就像一个牛皮筋，是用于约束十二经脉的，它弹性好，人体十二经脉就正常，它弹性不好，人体十二经脉就不正常，就容易造成上下气机被憋。

教大家一个松带脉法，两手掐腰，手指内抠，掐住一根筋后，往两边一拽，很疼，但减肥、减肚子。此动作，孕妇不能做。经常揉带脉，可以使上下气机交通，同时解肝郁。

"齿干以烦冤"，烦冤就是特别郁闷，特别烦躁。前面是"腠理闭"，至此，里面也憋住了，内外不交通，人就烦躁欲死。待到"腹满死"，就是上下也不交通了，此时，就是死路一条了。为什么带状疱疹会死人，就是上下内外都拥堵后，气机就没有了。所以大家不要小瞧揉腹、揉带脉，就是在宣通气机。养生真不复杂，把原理弄懂就行。五脏不可以动，五脏天天在那等着气啊血啊好吃的，腔子和腹部就得天天干活，天天运化，就叫自强不息，一分钟不干活儿人就有病。我们要做的，就是天天帮助它运化，没事就揉，就推，天天动这个肚子就对了。

"阴胜则身寒汗出,身常清,数栗而寒,寒则厥,厥则腹满死。能夏不能冬。此阴阳更胜之变,病之形能也。"这段翻译过来就是:阴邪太过,身体就会恶寒,出汗,身上时常觉清冷,屡屡打寒战,寒到最后就会出现手足厥冷的现象,厥逆至腹部,腹部胀满,就是死症。耐得起生发生长,耐不起收敛收藏。

"阴胜则身寒汗出",阴邪太胜,则损耗真阳,阳虚则不能固摄,身寒,汗出。所谓阴阳平衡,不是他们俩要一样多,而是你有多少阴,我正好有多少阳可以化你,这就叫"阴平阳秘"。

"身常清,数栗而寒",就是身上常觉得冷飕飕的,他怕你不懂"身常清"这个概念,后面就用"数栗而寒"来解释,冷得起鸡皮疙瘩,起鸡皮疙瘩就是"栗",肾"在变动为栗"。

"寒则厥,厥则腹满死"。"寒"就是凝聚。厥,是厥逆,厥逆入腹,则腹胀,就是死症。久寒化热,就是"能夏不能冬",即可以生发生长,但不能收敛收藏,也就是收不住了。收不住会怎样呢,发狂。《伤寒论》里,恰有一方专治疗此证:"抵当汤方。主治其人发狂,少腹当硬满,小便自利者,下血乃愈。"此方也是四味药:水蛭、䗪虫、桃仁、大黄。仲景认为此证是下焦有瘀血,下血乃愈,即攻下凝血,此病就好了。一般而言,瘀血在下,使人发狂;瘀血在上,使人善忘。这个方子还是蛮厉害的,用了两个生物药,水蛭、䗪虫,这也为后来的活血化瘀、破血逐瘀等方子开了先河,今人尤其爱用活血化瘀药，比如蝎子、蜈蚣、毒虫等，但已然全无仲景先师之章法，更不明仲景逐瘀以温热、温散作为根底，活血化瘀只是救急用之。

等我们将来学了《伤寒论》以后，能更真切地领会人性之温厚，张仲景之厚道，非常人可比。厚道也是道啊，不厚，难得道。厚道的人常有不忍之心，厚道就是凡事为别人想，但也不是苦了自己。比如，有时我凌晨1点下的飞机，第二天一早还有课，作为教师，最怕上课迟到了。怎么办？直接住在学校附近的酒店好了。第一，这样可以不麻烦司机。第二，避免了北京早晨的拥堵。第三，不必早起，走路10分钟就能到学校。这不妥了吗，又不麻烦别人，又不让自己内心焦灼，晚上又睡得好，多好。

"此阴阳更胜之变，病之形能也"——这就是阴阳偏胜形成的变化，造成的疾病形态的不同。"病之形能也"，就是"病之形态也"。

（八）

———

七损八益

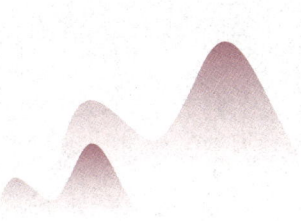

> 帝曰：调此二者奈何？
>
> 岐伯曰：能知七损八益，则二者可调，不知用此，则早衰之节也。年四十而阴气自半也，起居衰矣；年五十，体重，耳目不聪明矣；年六十，阴萎，气大衰，九窍不利，下虚上实，涕泣俱出矣。故曰：知之则强，不知则老，故同出而名异耳。智者察同，愚者察异。愚者不足，智者有余，有余则耳目聪明，身体轻强，老者复壮，壮者益治。是以圣人为无为之事，乐恬憺之能，从欲快志于虚无之守，故寿命无穷，与天地终，此圣人之治身也。

帝曰：调此二者奈何？

岐伯曰：能知七损八益，则二者可调，不知用此，则早衰之节也。

这一段就讲"七损八益"。首先，黄帝问：怎么调节阴阳呢？岐伯回答：能知七损八益，则二者可调，不知七损八益，人就会早衰。

尽管我们生命的出生与完结，《黄帝内经》第一章已经说得非常清楚，但长生不死的妄想在中国古代一直存在着。谁最喜欢长生不死？第一是帝王，帝王都追求这个。还有那些老男人娶了小女人以后，一定想不死，都想跟上天再借五百年。而活着痛苦的人，最爱说的就是"不想活了"。

《黄帝内经》第一篇《上古天真论》是值得反复去揣摩的。在这一篇里，人因何而病，因何而老，因何而死，说得很透彻，可以说，"老、病、死"这三项都因为一件事，都因为这个"漏"字。所以老子说了一句特别地道的话，叫作"出生入死"，只要出生就落了死地，你要想不死你就别出生。人有没有完美和纯粹？有，就是在妈妈肚子里。有没有高速发展？有，也是在妈妈肚子里。只要从妈妈肚子里出来，人就很难抗拒死亡。

关于"七损八益"，《黄帝内经》并无解释，于是后世解释颇多。按咱们先前所讲，地二生火，天七成之，因此七当为心，心为真阴。天三生木，地八成之，八当为肝木，肝木从肾水生发，为真阳元气。因此"七损八益"当指损真阴以益真阳。天道既然是损真阴以益真阳，那么地道和人道，就要知道补益真阴而使真阳不衰。能够依准此道，则阴阳二者就可以得到调整而使真阳不衰。不知此道，人则半百而衰。

关于后代的诸多解释，我也放到这里，以供大家参考。

我们在第一篇《上古天真论》里讲过，说的是女子（阴）以七为纪，月经按时而下，所以为损；男子（阳）以八为纪，精气随时充盈，为益。我说过：女子二七、男子二八，虽然生命都进入一个漏境，但男子因为可以随时充盈，所以为益。此处又似乎有"扶阴抑阳"意，七为奇数属阳，八为偶数属阴，故应为"损七益八"。

扶阴抑阳的观点，到了元代朱丹溪，有了大发展。朱丹溪因为多服务于官宦人家，他经过临床实际体会，提出：阳常有余，阴常不足。认为精血是生命活动的物质基础，不断消耗，易损难复，故阴常不足。如不注意保养精血，嗜酒纵欲，伤戕过度，则阳气易亢，虚火妄动，故阳常有余。阴虚阳亢，则百病丛生。因此主张补益精血以维持身体阴阳的相对平衡，这就是他在临床上偏重"滋阴"的理论根据。

在中国隋唐时期有个名人叫杨上善，杨上善写了一本书叫《太素》。这是一本很奇特的书，奇特在何处呢？第一，这是一本把《素问》和《灵枢》合在一起重新编辑的书，敢这么做的，除了杨上善，就是魏晋时期的皇甫谧的《针灸甲乙经》，和明代张介宾的《类经》了。《太素》的第二个奇特点是，这本《太素》从北宋后就失传了，一直到19世纪时，日本学者在日本仁和寺才发现了《太素》残卷23卷，引起日本学界的高度重视。后来清朝杨守敬出使日本时，取回这个版本，才得以让中国人看到这本书。杨上善的才华是不一般的，他不仅整理了《黄帝内经》，还注释过《老子》和《庄子》，有这两本书打底的人整理出的《黄帝内经》，肯定值得一看。

杨上善有一套关于"七损八益"的解释。他认为"阳胜八益为实，阴胜七损为虚"。

其"八益"分别为：身热，一益；腠理闭，二益；粗，三益；俛仰，四益；汗不出而热，五益；干齿，六益；烦俛，七益；腹满死，八益。此八益，都是阳胜实证，身热，即发热，为一益。腠理闭，属于阳气被憋，二益。粗，当指气粗，三益。四益，是喘息俯仰。五益，是汗不出而热。六益，是齿干。七益，是烦躁。八益，是腹满而死。

"七损"分别为：身寒，一损；汗出，二损；身常清，三损；数栗，四损；寒，五损；寒则厥，六损；厥则腹满死，七损。

既然说到寒，就说"厥逆"二字，咱们就把这个概念再深化一下。手脚冰凉叫"厥"，"厥逆"就会寒到手肘，腿部寒到膝盖。把脉的时候，不仅要把寸口脉，如果这人手凉，一定要有意无意地用手背捋一下对方的手臂，为什么要用手背呢？因为人的手心有时很热，手背才是恒温，看孩子发热不发热，不要用手心去摸，一定要用手背去摸才是正确的。假如病人从手腕到肘部，都冰冰的，心脏多少会有问题，因为"肺心有病，其气在肘"。而要死的人，若常呼其冷，也是四肢的冰冷，通常膝盖以下，肘部以下都是寒冷刺骨的。四肢为诸阳之本，若一派阴寒，则是死症，服药后，若手足反温，其人可救。

专门针对四肢厥逆症的，《伤寒论》有一个方子叫"四逆汤"。四逆，就指四肢厥逆，四逆汤有回阳救逆之效。方子特别简单，在张仲景的年代，救命的方子大多简单，可谓大道至简。四逆汤里面三味药：炮附子、淡干姜、炙甘草，扶阳祛寒，回阳救逆。前面讲的白通汤，有时比四逆汤还救命，因为白通汤中葱白还有破阴之效。另外还有一个跟四逆汤神似的方子，叫通脉汤，这三个方子悟透了，可以救一方水火啊。四逆汤重用炙甘草，可救心脏，甚至《伤寒论》里有专门对治心脏脉结代的炙甘草汤。通脉汤重用干姜，干姜走而不守，通四肢百脉。白通汤重用葱白，通阳破阴。表面上这些都是平常之物，却都是救命的良药。可惜人性浅薄，总以昂贵稀罕之物为贵，所以必有不救之时。

在这儿讲一个闲篇吧，讲讲皇甫谧吃药吃坏了的事儿，以及魏晋风度与药的问题。

魏晋时期的皇甫谧是个奇才，大家若没看过他的《针灸甲乙经》，至少听说过他编辑的另外两本书：《高士传》和《列女传》。此人从小过继给叔叔，性情顽皮，不喜读书。到了20岁，还以游荡为主，其叔母伤痛，一日骂他：修身笃学，自汝得之，与我何有。此句说得多好，你若好好用功，学问都在你自己身上，跟我有何关系！大家现在也应做如是想，好好用功才是。皇甫谧从此改弦易辙，矢志发奋读书；26岁时，著《帝王世纪》《年历》等；42岁前后得风痹症，初服寒食散，而性与之忤，每委顿不伦，尝悲恚，叩刃欲自杀，这次还是叔母救了他，谏之而止。由此悉心攻读医学，开始撰集《针灸甲乙经》；耽玩典籍，忘寝与食，时人谓之"书淫"。或有箴其过笃，将损耗精神。皇甫谧曰:"朝闻道,夕死可矣,况命之修短分定悬天乎!"此句亦当自勉!

上文说到皇甫谧得风痹症,自服寒食散,寒食散又名五石散,五石散,即由五种不同颜色的矿物组成:紫石英对应肝,对应东;石钟乳对应肺,对应西;硫黄对应脾,对应中央;玉石脂对应心,对应南;朱砂对应肾,对应北。以五色代表五方、五行,因此认为五石散可补五脏。但矿物质其性彪悍,服后人体燥热,皮肤痛痒,脚也胀痛,鞋子都穿不住,还得跑步以行散。所以大家看魏晋时的石窟人像,都赤脚,且衣袂飘飘,而且人的身体状态,决定人的精神状态,那时吃过五石散的人,各个出口狂言,行为怪异,其思想之自由、言论之前卫,可以说比最现代的人还要现代,故称魏晋风度。若要了解魏晋风度,可以去看鲁迅先生的《魏晋风度及文章与药及酒之关系》一文。在此,我只分析下当时的人们为什么要服用五石散。关于如何长生不死。古人有一个思维逻辑——人,活不过树木,人只有百年,树可以活几百年。而树木,又不如石头活得久,石头可以上万年。以感应论,人要想活得久,就要占有石头的特性,就要吃石头。魏晋时期是把锻炼过的五石散当丹药吃,后世人们发现了石钟乳,据说石钟乳一万年才长一寸,那你吃它一寸,不就占有万年了吗?!大名鼎鼎的王安石就每天弄点石钟乳的粉末吃。王安石甚至专门写了一篇文章叫《石钟乳说》,是写给他弟弟的一封信,告诉弟弟吃石钟乳要吃极品,石钟乳的极品一定产自广东,等等。

有些人会说：这些人傻吧？竹林七贤，会比我们傻吗？！王安石等人，会比我们傻吗？！他们是追求长生不老的先锋者，路径对不对，先不论，精神是绝对可嘉的。

皇甫谧追时髦吃了寒食散后，大热，冬天都要去卧冰，死的心都有，被叔母劝阻后，立志医学，才有了我们今天看到的《针灸甲乙经》。

但矿物质的药也不是全无用处。《神农本草经》其至把很多矿物质的药列为上品，因为它们有重镇安神的效果。比如古代有符箓派，专门通过画符等给人治病。画符多用朱砂，朱砂乃药之上品，主治"身体五藏百病，养精神，安魂魄，益气明目，杀精魅邪恶鬼，久服，通神明不老"（《神农本草经》）。治酒醉者，符咒以葛根汤饮之，葛根散郁火，解酒毒，"治胸膈烦热发狂，止血痢，通小肠……"（《本草纲目·卷十八·草部》）。也就是说，民间玩符箓的也是有点医学常识的，比如符箓上的红符都是用朱砂画的，然后把符箓一烧，再用单味葛根煮水，一冲烧过的符箓，让醉酒或躁狂的人喝下，保管有用。朱砂镇定安神；葛根入胃经，可以祛胃寒，解酒毒，甚至丰乳。此法甚至对科考前心绪不宁的人也会有效。

再，治晕厥者，符咒乃以"薄荷汤"咽之。薄荷之性在于消散风热，清利头目。再，刀伤出血，用白矾水浸过的黄表纸敷于伤口，冷水喷涂，其中白矾有止血、消毒、定痛、敛口、生肌之作用。

古代医字写作"毉"，医源于巫，大概不会错。将巫术、符箓全部视作骗局与神话，显然也不是科学的态度。揭开它的神秘，更深地去认识它、感悟它，也许我们会有更多的收获。

最后，说一下出土简书《天下至道谈》中关于"七损八益"的说法。

简书《天下至道谈》的"七损八益"完全是古代房中术的内容。它的所谓"七损"，是房事中七种有损身心健康的做法：一是"闭"，即精道闭塞；二是"泄"，即性生活时大汗淋漓，虚脱；三是"竭"，即交接无度，精液虚损，真元大耗；四是"勿"，即阳痿不举；五是"烦"，即性生活时呼吸喘促，神昏气乱；六是"绝"，即女方不欲，男方强行，造成女方身心损坏；七是"费"，男方性急图快，耗费精力。所谓"八益"，是指房事中八种有益男女身心健康的做法：一是"治气"，早晨起床，挺直脊背，含胸垂帘，收敛肛门，俯身向下，以意念导引内气，下至阴部；二是"至沫"，指垂放臀部，伸直脊背，以意念导引内气至阴部，使阴液产生，男女双方气液相通；三是"知时"，互相爱抚，尽情嬉戏，男女双方都感觉强烈，把握这个时机；四是"畜气"，指放松脊骨，收敛肛门，以意念导气下行，使精气充满阴部；五是"和沫"，指不快不慢，出入疏密得当，缓和温润；六是"窃气"，不贪欢恋战，及时收敛，阴茎尚勃起之时，即迅速离去；七是"待赢"，高潮渐退，纳气运行于背脊，不动，吸气，导气下行，等精气恢复盈满；八是"定倾"，房事结束，不待阴茎萎缩即脱离接触，犹如将倾倒的东西加以扶正安定。如果能用八益、去七损，则延年益寿，身体利轻，阴气益强，居处乐长。这么说吧，凡性功能有障碍的，按照八益去做，基本都能调过来。

美满婚姻的基础之一，是性生活美满，在年轻的时候这甚至是一个绝对基础，甚至有人说：性和谐是和谐社会建设的基点。如果这方面没有处理好的话，人就会生病，甚至生精神方面的大病，比如有些女子婚后即发生疯癫，或幻视、幻听，都跟性生活不协调及受到刺激有关。之所以会得大病，跟我们思想的长期封闭及不良的性教育有关。有人说，不会吧，都什么时代了，现在的孩子什么不懂啊？是，他们可能懂得很多，但一定要小心的是：人对外界的庸常懂得越多，可能对身心的理解就越空泛。他们以为"性"就是草率的动作和虚假的尖叫，而无暇体会每一个细胞的诗意的苏醒和复活。人们已很少有人知道，性，根于生命的原创，也导致生命的毁灭；它，既是生命的种子，又是生命觉悟的出发点……

无论如何，当我们深入生命，我们会见到太多的痛苦，以及太多的奇葩。若把人间赤裸裸地剥开，便不难发现，里面全是无解的苦涩。人间一切爱与欲，都既毒又苦，人人都是天可怜见。等活明白了，才会渐渐体会"无情"的好。

我见过留英博士结婚七年没行过房的，双方父母都爱这两个年轻人，可他们俩就是做不来这事儿。女方父母急得求我，说"您帮着把把脉吧，他如果没有性能力就算了，我们这么喜欢他，就认了"。我一把脉，他好着呢，而且外面还有女人，他说："曲老师我也求你一件事，她们一家人那么信任你，我给你写个纸条，她女儿我从来没碰过，一次没碰过，我保证她是处女，字条留在您这儿，您将来给她找个对象，然后把字条交给对方……"其实，这一切都源于新婚之夜女孩父亲的一句话，父亲说："我闺女百分百是个处女，你要好好地待她，别伤害她。"这老爹是玩古玩的，就这么拿姑娘当个最精美的古董交给了女婿，女婿吓坏了，唯恐伤了女子，始终没有碰这姑娘，最后完璧归了赵。

现在，还有无性婚姻的问题，比如蔡琴与杨德昌结婚10年的无性婚姻，离婚后杨德昌跟别的女人结婚、生子，蔡琴整个蒙掉了。前夫杨德昌辞世后，蔡琴大哭，说"早知道他生命这么短暂，我愿意早点跟他离婚，放他好好享受他的生命"。可见蔡琴多么可爱。无性婚姻实际上对女子的伤害要大于男子，会导致女性的愠怒不安，导致乳腺疾病和子宫肌瘤、胃痛、头痛等。要知道，美好的性生活会刺激大脑，产生大量不同的荷尔蒙和神经化学物质。多巴胺就是其中一种，它会让人感到愉悦、兴奋，激发出你的欲望和动力。让人感到惊讶的是，科学家还指出：大脑并不能很好地区分性愉悦和其他开心的经历。当你沉迷于甜品或者打赢了斗地主，你的大脑中激活的让你感觉良好的那个部分和性高潮时是一样的。这也是没有性生活的人可以通过别的，比如狂吃甜品等来释放自己的原因。但毕竟还是有些微区别的，吃甜品，并不能像性生活那样产生催产素等，催产素的别名叫"亲密荷尔蒙"，因为它会让人产生一种爱和依恋的感觉。所以，光靠吃甜品产生的愉悦，还是替代不了生活的甜蜜和依恋。无论如何，从进化上讲，性的愉悦不仅促进了大脑的血液流动，还是鼓励我们繁殖的秘密手段。

人之一生，有诸多欲——有物欲，有认知欲，有被肯定欲，有长生欲，有爱欲、性欲、占有欲……凡欲念，都苦，要么身痛、要么心痛。挣扎的人，要么醉酒，要么放歌。解脱的人，从索要变给予，从忧苦变悲悯，从人变神。

对待身体，不轻慢，不乱来，就是"养"。又不可用心太过，用心太过则被条条框框拘泥约束，失却了生命活泼潇洒之本意。

当然了，爱和情欲比性更长久，更甘美。一个是来充盈你的生命、鼓荡你的生命的；一个是卸掉你的激情、平和你的生命的。有时候，前者像一场朝圣，后者像一场血腥的革命。前者可以永不止歇，后者可以戛然而止。

年四十而阴气自半也，起居衰矣；年五十，体重，耳目不聪明矣；年六十，阴萎，气大衰，九窍不利，下虚上实，涕泣俱出矣。

"年四十而阴气自半也，起居衰矣"。《黄帝内经》认为人大多40岁左右衰老，这时最明显的特征有二：一是"阴气自半也"，阴血不足，人体生气、生血的能力开始变差了。胃是生气、生血之所，此时重点是保护脾胃，而保护脾胃的第一要则是不生气，而且尽量少沾西药，因为化不了了。而

40岁左右正是上有老人年老体弱，下有孩子青春恼人，所以是情绪最不容易稳定的时期，调整不好，就生大病。

二是起居开始不正常了，也就是睡觉睡不踏实，起来又头脑不清楚，如此便快速衰老。所以养生当从40岁开始。虽然过胖对身体是伤害，因为湿重不仅耗散阴精，更耗散阳气，但这时如果快速减肥，对身体更是伤害。肥者还禁得起消铄，毕竟有油脂，禁烧。本来就不胖的人，还要消铄自己，就会得病。

"年五十，体重，耳目不聪明矣"。此时，阳气虚、阴气盛，人体就沉重。再加上经脉不通畅，更觉其身体不轻便。不轻便，跟人体液减少，则骨肉屈伸不利有关。(《灵枢·决气》曰："液脱者，骨肉屈伸不利。") 耳目不聪明，是因为精气虚而不能合并于上，肾不能藏精，故耳不聪；肝不能生发，故眼不明。"花不花四十八"这句话，真不是虚说，就是阳气大衰，眼睛经膜弹性无力，张开就不能快速收回，收紧也不能快速弹开的表现，于是看远处就无法看近，看近处就无法看远。

"年六十，阴萎，气大衰，九窍不利，下虚上实，涕泣俱出矣"。60岁时，人体脏腑精气极度衰弱了，其表现就是阴萎和气衰。阴就是五脏，五脏的功能大虚，五脏为实，要通过五窍来体现。比如肝之窍为眼，脾之窍为口，肾之窍为二阴，肺之窍为鼻等。五脏气大衰，窍的功能也大衰。你闻香臭的能力、品尝味道的能力、撒尿的能力等全都变弱，即九窍再不能发挥正常的功能。下虚上实，为什么下虚？因为"清阳实四支"，阳气不足，腿脚就沉重，腿脚沉重就是因为气虚。液不足则上焦的津之功能必然有余，真阳不足，则固摄力极弱，而使得水液或涕泣外出。真精竭于下，则邪水泛于上。所谓"上实"，指的是人体上部邪实。五脏邪气实，而重浊又归五脏，故"涕泣俱出矣"。什么叫"浊"，鼻涕就是"浊"。清阳实四支，重浊归五脏。这时五脏化不掉这些重浊了，你看60岁的老人总是眼泪汪汪的，或干巴巴的都是眼屎，这就是"涕泣俱出矣"。

大家都发现了，人死时眼睛会流泪，关于这个问题，有人说是因为怕死，科学解释是人死后脑细胞死亡导致脑水肿，颅内压力增高，导致眼静脉回流障碍，眼压增高，眼内液体渗出，但量较眼泪少，多见于眼角处。而《素问·解精微论》的解释是："精神去目，涕泣出也。"也就是精与神离开后，眼泪会流出来，我们先前讲过人死的标志是肝经绝，肝主目，所以，人死，不仅撒手而去，还会流眼泪，都是肝经绝的表现。

故曰：知之则强，不知则老，故同出而名异耳。智者察同，愚者察异，愚者不足，智者有余，有余则耳目聪明，身体轻强，老者复壮，壮者益治。

"故曰：知之则强，不知则老，故同出而名异耳。"大家不觉得这句话很耳熟吗？很像老子的语言。翻译过来就是：因此，能知道"七损八益"的真谛，就能固守真精而不漏，阴气阳气的运化功能都会极为强盛，而筋骨壮强；不知道"七损八益"的真谛，就会"以欲竭其精，以好散其真"，不到半百就会衰老。所以，元气可分为阴气和阳气两种功能，精、气、神都源于有形之阴精生于天一之真水，而表现为精、气、神三个不同的名字。

"智者察同，愚者察异"。所谓"智者察同"，同，指元气，凡是有智慧的人看的都是元气，身体的弱，都是元气的弱。所谓"愚者察异"，异，就是五脏、六腑、气血、三焦这些名号，愚者总是从异处找原因，一会儿认为心病了，一会儿认为肾虚了，其实，无论耳聋还是眼花，都是元气弱了。既然都是元气弱了，这病倒好治了，根本不必治耳朵和眼睛，直接补元气就是了。有人问：元气咋补啊？先别散元气就是了。精神内守，则阴盛而气强，阳秘阴固。什么消耗元气呢？不睡觉，耗元气；房事多，耗元气；多焦虑郁闷，耗元气……先改毛病，同时可以通过吃药，调适阴阳，去焦虑，多睡眠，填精神，如此这般，眼就明了，耳就清了。总有人向中医求补药，其实，在中医里有种说法，没有一味药可以入奇经八脉，也就是说，奇经八脉是一个相对封闭的系统，也是元气所藏之地，由此可知，没有什么药可以补元气，而调适好阴阳等，可以睡得香甜、吃得香甜，就可以少耗散元气。

经常有人拿着药问：您这到底是治我的耳朵还是治我的肝？我说我就

是给你强壮身体。身体强壮了，阳气运化有力了，人就能多吸收阴精，阳气足了，就祛湿，湿气没了，经脉就欢畅，经脉欢畅了，就耳聪目明。有人吃着吃着药，又说：哎呀，不行了，我这儿也肿了那儿也肿了，怎么办啊？！湿邪，都从太阴走，太阴，一个是足太阴脾，一个是手太阴肺。所以，要么走大便，腹泻；要么从皮走，肿胀。唯有生命，知道要走哪条道。所以要想除病，必须静静地等待生命的呼应，有的人吃完就肿，有的人吃完就拉，拉着拉着脸上黄斑都没了。因为下面干净了，脸上也就干净了。而那身上脸上肿的，就得忍受下，总得让湿浊有个出口，等阳气足了，自然肿就消了。

"智者察同"，是一切都从元气入手。木运不及之年，木气生发不足，加上湿重，人就容易眩晕；土运不及之年，脾不健运，在内，病在中土，民病飧泄霍乱，体重腹痛；在外，病在肌肉四肢，萎软无力。元气藏于肾，肝木与肾的关系在于肾水生肝木，所以木运不及之年，强肾为主。脾土与肾水的关系，是脾土克肾水，土运不及之年，克伐无力，则肾水易泛滥，人则多浮肿。明白了这些道理，我们就好在元气上做文章了。

而察异呢？就是见一个症状起一个病名，病名虽多，但对治法很少，腰椎间盘突出怎么弄？切。子宫肌瘤怎么弄？切。永远切切切，人生便没了尽头。

"愚者不足，智者有余，有余则耳目聪明，身体轻壮，老者复壮，壮者益治"。翻译过来就是：愚蠢的人总有不足之虚，智慧的人总有精力过人之处，精气有余、经脉通畅，人就耳聪目明，身体轻壮，即便老了，衰弱的功能也能恢复强壮；而功能强壮的，就更加运行不已。

是以圣人为无为之事，乐恬憺之能，从欲快志于虚无之守，故寿命无穷，与天地终，此圣人之治身也。

"是以圣人为无为之事"。"无为之事"，就是用身子别用脑子，我们跟圣人的区别，就在于天天过度用脑子。用脑子，就是"想当然"，就是一个"妄"字。妄，就是成天到晚胡思乱想。比如有人看了你一眼，你就想：他是不是看上我了？我们俩结婚后会美满吗？生的孩子长什么样呢？孩子将来会娶什么样的姑娘呢？就这样，一个妄念接着一个妄念，一分钟的时间完成了一万年。所谓虚妄，就是什么都不存在，却浪费了你无数的精气神。圣人就是没有妄念，就是处无为之事，不浪费一丝一毫的精气神，让生命照它的本来面目去运化生长。

这世上，大家在正规教育里都学习兵法，不知兵法之上，还有心法，你要想出人意表，全在心法，不在兵法。兵法有规矩原则，你进我退，你退我进，虚实动静，忙碌无比。心法呢，如如不动，似有似无……总之，有为，终可思议；无为，永远不可思议。学《黄帝内经》，明五行生克制化，就是心法之要。有为，人就累；无为，人就恬淡。

"乐恬憺之能"，知无为，则能以恬淡为乐。过去的大户人家天天寻热闹，今儿过个生日，明儿弄个诗会。现在的大户人家怎么清静怎么来，比如旅游，真正有钱人是哪儿没人去哪儿，没钱人是哪儿人多去哪儿。其实呢，热闹过后全是苍凉，终日恬淡呢，心满满的，不知热闹，也不知苍凉。孤独寂寞也快乐着，真是一种能力，做人呢，最耐不得"孤独""寂寞"这两个词，而做神仙，最享受这两个词。

普通人的一生，可以过得很苦，如果有一天你在大雪纷飞中跳起了年轻时的舞蹈，就像贾樟柯在《山河故人》中的结尾那样，那你一生的苦，就得到了救赎。终其一生，人只活自己这点醒悟，最终，人人都是一无所有，那就举起两只空空的手，在风中起舞。人生，不过是不断地迎来送往，我们，作为这生命链条上的一节，如果没有恬淡之能，该怎么应对这一生？

"从欲快志于虚无之守,故寿命无穷,与天地终,此圣人之治身也"。从欲，即纵欲。这句是说让自己的欲望和志向放纵于虚无之乡，而不是物质之乡，不要老在所谓有用的事上耽搁着，能落点空无，人生才美。如此才能寿命无穷，与天地同寿，这就是圣人治身养生的方法啊。志向，越是空无人境，就越阳光；欲望越多，达不到，人就越容易阴沉。虚无，不是什么都不干，而是顺应生命，让生命自己去运化。老子曰：知白守黑。知道什么是白，而不去追求，反而守住白的反面，才是圣人的人生。知道欲望害人，就恬淡无欲；知道多情恼人，就无情。

"从欲快志于虚无之守"太重要了。听说会议有两种，一种务实会，一种务虚会。务虚会就是神仙会，畅所欲言，想说什么就说什么。务实特别累，但简单，一件一件地解决就好。务虚不累，但不简单，它可以提升生命的快感。

"故寿命无穷，与天地终"，什么叫"寿命无穷，与天地终"，有人又往死里解释了，说这样就能够活万代。休想。肉身终有完结的一天，人生如果不明朗、不快乐，灵魂就下地狱，怎么跟天地终啊；快乐明朗的灵魂都是往上走，天活一天，你的灵魂就活一天，这才叫"与天地终"。

说一个快乐的"老神仙"吧，一辈子热爱美女，无论天涯海角，只要说有美女，"老神仙"拼了老命也得去看看。有一次，住在八楼的朋友对住在一楼的"老神仙"说：今儿不陪您聊天了，家里来个美女兼才女，得回家招待一下。没想到，80多岁的老人家为了见美女，竟爬了八层楼上来，见了美女，还说了句绝顶有趣的话：女人嘛，宁可略输文采，不能稍逊风骚。老头多可爱！

九
———
左右上下

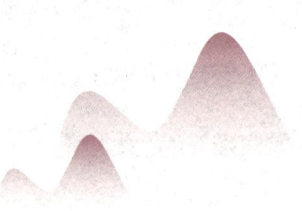

天不足西北，故西北方阴也，而人右耳目不如左明也。地不满东南，故东南方阳也，而人左手足不如右强也。帝曰：何以然？岐伯曰：东方阳也，阳者，其精并于上，并于上则上明而下虚，故使耳目聪明而手足不便也；西方阴也，阴者，其精并于下，并于下则下盛而上虚，故其耳目不聪明而手足便也。故俱感于邪，其在上则右甚，在下则左甚，此天地阴阳所不能全也，故邪居之。

故天有精，地有形，天有八纪，地有五里，故能为万物之父母。清阳上天，浊阴归地，是故天地之动静，神明为之纲纪，故能以生长收藏，终而复始。惟贤人上配天以养头，下象地以养足，中傍人事以养五藏。天气通于肺，地气通于嗌，风气通于肝，雷气通于心，谷气通于脾，雨气通于肾。六经为川，肠胃为海，九窍为水注之气。以天地为之阴阳，阳之汗，以天地之雨名之；阳之气，以天地之疾风名之。暴气象雷，逆气象阳。故治不法天之纪，不用地之理，则灾害至矣。

天不足西北，故西北方阴也，而人右耳目不如左明也。地不满东南，故东南方阳也，而人左手足不如右强也。

"天不足西北""地不满东南",这是中国古代天文学和古代地理学很重要的一个命题。"天不足西北,地不满东南"是说中国的整体地势是西北高、东南低。所以,不仅水是从西北往东南流,气也是从西北往东南走。这是什么原因造成的呢?远古有个神话,虽说神话是人类的童年,但我还是搞不清楚古人是怎么知道西北高东南低的,那时候谁也不能走天下啊,但古人就是知道了,还为这事编了个神话,叫"共工怒触不周山",这个故事与女娲补天、后羿射日、嫦娥奔月并称中国古代著名的四大神话。

共工,又称共工氏,是中国古代神话中的水神,掌控洪水。在中国先秦古书《列子·汤问》中记载,传说共工素来与颛顼不合,发生了惊天动地的大战,《淮南子·天文训》:"昔者共工与颛顼争为帝,怒而触不周之山,天柱折,地维绝,天倾西北,故日月星辰移焉;地不满东南,故水潦尘埃归焉。"意思是:共工氏与颛顼争夺帝位,因愤怒而撞了不周山,折断了顶着天的柱子,扯断了拉着地的绳子,天往西北方向倾斜,所以日月星辰都向西北运动;地往东南方向下陷,所以江河湖水都向东南流淌汇集。《逸周书·武顺解》说:"天道尚左,日月西移;地道尚右,水道东流。"古代人们观测天空,认为天上星体诸如日月星辰都是东升西落从东向西运行,当时人们并不知道这一现象是地球自转的反映,只能认为天体向西运转(顺时针方向)。同时,生活在中国这块土地上的人看到大地上的主要河流皆自西向东流,因此"天与水违行"(《易经·讼卦》)。这一解释的真正来源,也是共工撞不周山。事实上，地球绕日公转，是自西向东，故地气左行（逆时针向）。五行的运动自地上观之，是"地气左行"的方向，但是从二十八宿本身的排列秩序来看，是按"天气右行"的方向排列的。

这是医家很喜欢的一个神话，它关系天地之气的运化是否有迹可循。医家强调天地门户说，所以重视共工撞不周山之神话，天倾西北，地缺东南，形成天地之门户，春分奎壁两宿在戊方，司启，秋分角轸在己方、司闭。这是医家阴阳观的要点，天倾西北，故西北天象阳气不足；地缺东南，故东南地运阴气不足。"天至广不可度，地至大不可量"，人们唯一可以掌握的是气运的周期性变化，而历法周期正是天象运行的各种空间周流的时间描述。

汉代以前中国的天文学都是走在世界前列的。比如太阳黑子的发现，比如七政、五纬、二十八宿、四象、三垣、十二次等。中国古代最发达的四门自然科学：天文学、农学、医学和数学，彼此的发展是密切相关的。所以，不能不说中国古代医学是有所谓科学基础的，等讲到后面的五运六气学说时，就可以见到其严密的理论推算。比如12年一周期，30年一周期，60年甲子一周期等。其实，九宫图也是天文的一种表达，时间方位全都涵盖其中。

"天不足西北，故西北方阴也，而人右耳目不如左明也"。天就是阳，地就是阴，只要讲到天地就是阴阳。只要出了问题，阴阳是最好的描述方法。

"天不足西北，故西北方阴也"，天倾西北，故西北天象阳气不足，阳气不足，阴就重，人之右耳目就不如左耳目明。

"地不满东南，故东南方阳也，而人左手足不如右强也"。地缺东南，故东南地运阴气不足，阳胜，所以人左手足不如右手足强。

帝曰：何以然？岐伯曰：东方阳也，阳者，其精并于上，并于上则上明而下虚，故使耳目聪明而手足不便也；西方阴也，阴者，其精并于下，并于下则下盛而上虚，故其耳目不聪明而手足便也。

这时黄帝就替我们问："为什么会这样呢？"岐伯回答："东方为阳。阳者，其精并于上，即属于阳气的精华都聚合在上部，人体上部旺盛了，下部就必然虚弱。这样就会出现上部耳聪目明，下部手足却不便利的情况。西方阴也，阴者，其精并于下，也就是阴气是精华，聚合在下部，人体下部旺盛了，上部就必然虚弱。这样就会出现上部耳不聪目不明，而下部手足却灵活有力的情况。也就是说，身体部位的好坏，全看有无精气的聚集，精气聚于上，视力听力就好，精气聚于下，手足就灵活。"

为什么又分了左右的不同呢？岐伯的回答是：

> 故俱感于邪，其在上则右甚，在下则左甚，此天地阴阳所不能全也，故邪居之。

这是说：同样感受了外邪，如果在上部，那么身体右侧就较重，如果在下部，身体左侧就较重。这就是天地阴阳之气不能不有所偏胜，而在人身也有阴阳左右的不足，身体哪里虚弱了，邪气就会乘虚停滞在哪里。也就是说：人体上部先天右虚，阳气不足的话，人之右耳目就不如左耳目明。人体下部先天左虚，阴气不足的话，人左手足就不如右手足强。即，人哪里虚，哪里就最容易招致邪气的攻击。所以你看人多有趣，我们是左边耳朵好，左边眼睛好，但是左手和脚不灵活。右边耳目不好，但右边手脚灵活。所以老天终不会废掉我们，总让我们有好的，可以骄傲；有不好的，可以谨慎。如此，便是一个有韵律、有节奏的人生。

其实，用我们先前说的，左肝右肺，左升右降，也可以解释这个问题。阳气都是从左边上来，所以左边的眼睛和耳朵就好。阴气都是从右边降下去的，所以右边手脚有劲。人体的气机就是这样，按照这种循环，人的左脑应该比右脑强大一些，现代认为，左脑决定人的逻辑思维，即理性的一面。而右脑则倾向于艺术思维，即感性的一面。还有一些科学家把左脑称为"自身脑"，把右脑称为"祖先脑"。他们认为，右脑包揽着人的生活所必需的最重要的本能和自律神经系统的功能，以及道德、伦理观念及至宇宙规律等人类所获得的全部信息，它储存着500万年人类智慧的基础软件。与右脑对应的左脑则储存人一辈子所获得的信息，从时间上计算，最多不过三五十年，极其短暂。虽然，由于各人年龄、生存环境的不同，获取的信息量也不同，但无论如何右脑储存的信息远远大于左脑。有资料宣称，右脑所储存的信息是左脑的十万倍。如此说来，右脑为先天，左脑为后天，因为人出生便活在后天，用中医思维看，左脑要天天用，右脑储存量大，但需要唤醒，唤醒后，才能拾取和使用以往的一切，这也是有些人会在高热或撞伤后突然性情大变，甚至拥有了独特才能的原因。而大凡感性比较强的人，应该属于先天比较强大，而后天比较弱的人，也就是元神大于识神的人，这种人在世间就比较单纯，比较忧郁，攻击性弱，自保性强，比较爱学习传统文化，特别是《黄帝内经》。

其实，若仔细观察的话，人的大脑都有点左右不对称，按理说，哪边大一点哪边发育的好，数学家、逻辑家、哲学家等应该左边大一些，这也是为什么古代还有颅骨相学一说。大家都看过罗汉像吧，八百罗汉最奇特的就是脑袋瓜子了，要么歪着，要么有包，你要想学会颅骨相学，就去摸八百罗汉的头，摸完再看他底下的标注，他是智慧神，还是别的什么神，渐渐就明白，人体结构哪里最殊胜，哪里就值得深究。

有人问：这个跟《冰鉴》的相学是一回事吗？不是一回事，《冰鉴》的相学是望神的，而这个颅骨相学是专门研究颅骨的。比如人的颅骨基本上是圆的，头圆脚方，是天圆地方在人身上的体现。人头虽然偏圆，但还没有进化到佛的头那么圆，而且佛头上面长满了法髻，也不像罗汉那样头骨七棱八歪。人既没有佛之圆融圆满，也没有罗汉之智慧卓群，修行是有路径的，是讲次第的，所以，我们还需勇猛精进啊。

故天有精，地有形，天有八纪，地有五里，故能为万物之父母。

翻译过来就是：所以天有精气，地有形质；天有八纪，是指从赤道平面看，所谓十天干，实际只有八个干。即天体四象分为八象：东方青龙分为甲乙两部；西方白虎分为庚辛两部；南方朱雀分为丙丁两部；北方玄武分为壬癸两部。戊己代表中央分为两部分，居于奎壁两宿之间和角轸两宿之间，但只占有一条线而无弧度，故不主时。地有五里，即地有五行，大地四形木、火、金、水绕地球中心轴的代表北极旋转，叫地象五行。木火土金水各自一分为二，配十天干，则是东方甲木乙木，南方丙火丁火，西方庚金辛金，北方壬水癸水，中央戊土己土，与天象十干完全对应。其中，戊土己土同样不占有弧度，所以戊土己土同样不主时，即"土不主时"。"故能为万物之父母"，因此天地阴阳就是万物之父母。

> 清阳上天，浊阴归地，是故天地之动静，神明为之纲纪，故能以生长收藏，终而复始。

阳气轻清而升于天，阴气重浊而降于地，所以天地的运动和静止，是由神妙的变化来把握的，因而能使万物的生、长、化、收、藏，循环往复，永无休止。阴阳最重要的功能是"阴阳和"，如此才有永无休止的生长化收藏。我们看故宫，最重要的大殿是太和殿、中和殿、保和殿，统称三大殿，是国家举行大典礼的地方。保和、中和、太和，都取其阴阳和合意，至乾清宫、坤宁宫，才分阴阳。

> 惟贤人上配天以养头，下象地以养足，中傍人事以养五藏。

这句翻译过来就是：只有那些贤明之人，对上，顺应天气来养护头颅。所谓养头，就是养思想的圆融；对下，顺应地气来养护双脚。所谓养足，就是养行为的方正。居中，则依傍人事，来养护五脏。所谓"中傍人事以养五藏"，就是先要明白人事与五脏之间的关系，即先前我们讲的贪嗔痴慢疑害生、害五脏；仁义礼智信养生、养五脏。五脏不过人事之理，把人性养好了，身体就好。其实所有人的病，

― 阴阳和，才能永无休止的生长化收藏。

都是人性病,为什么看病一定要见到人?就是一定要知道他的人性是怎么回事,告诉他为什么会得这个病。先前我们讲过贪嗔痴慢疑与五脏的关系,贪在其中排首位,自然对身体影响最大。比如糖尿病人一定有"欲而不得"的人生历史,所谓"欲而不得",就好比总想离婚又离不成,总想当正职也升不上去,总之,想要的都得不到,不想要的又甩不掉,久之思伤脾,就得了脾上的病,等等。

所以,这一段讲得真好。"惟贤人上配天以养头",唯有贤人这句,就是说普通人通常做不到这几点:头脑圆融,行为方正,中近人事,能做到这三点,我们也就是贤人啦。现在人为什么那么痛苦,为什么微信上有那么多劝诫、励志和鸡汤?就是我们上没有圆融之境,下没有方正之行,中没有人事之明。女人找伴侣,一定要明白,你不是找爹,也不是找妈,更不是找圣人、贤人,想在一个陌生人身上得到一切疼爱、一切关怀、一切人生指导,怎么可能呢?他是人,是人就有缺陷,你用你的突出优点去磨他的缺点,最后两人好像还能圆乎些,你若用你的缺点去磨他的缺点,最后两人都是坑,谁也救不了谁!

天气通于肺,地气通于嗌,风气通于肝,雷气通于心,谷气通于脾,雨气通于肾。六经为川,肠胃为海,九窍为水注之气。以天地为之阴阳,阳之汗,以天地之雨名之;阳之气,以天地

> 之疾风名之。暴气象雷，逆气象阳。故治不法天之纪，不用地之理，则灾害至矣。

这段翻译过来就是：天之气与肺相通，地之气与咽相通，风之气与肝相通，雷火之气与心相通，五谷之气与脾相通，雨水之气与肾相通。六经好比大川大河，肠胃好像大海，九窍好比湖泊。用天地来比喻人身的阴阳，那么人的汗，就好像天地间的暴雨；人之气，就好像天地间的疾风；人的暴怒之气，就好像雷霆闪电；人的逆气，就好像久晴不雨。因此，将养生命之道，如果不以天理为法，不以地理为用，就会出现灾害。

"天气通于肺，地气通于嗌"，"嗌"到底是指哪儿？你可以通过发"嗌"这个声音，找这个地方，你试着发嗌、咽、喉这三个声音，慢慢就能找到它们仨的不同发声区域：嗌，靠近上颚，此处正是地气的秘密流通处；咽，靠近喉咙上口；喉，则是气管的管道。我曾经讲过颐和园的"颐"，用手掌轻抚脸颊，发"颐"音，这时脸颊上哪里动弹了，哪块笑肌就是"颐"，所以"颐"是最甜美的微笑。而发"苦"音时，人的嘴是噘着的，不美。所以，通过汉字的发音，我们也能挖掘出汉字的深意。比如"美"，不仅字形美，羊大，意思美，还有发音美，只要你发"美"这个音，你的头会微低，恰似那一低头的温柔，美不胜收。可要是拍照片，发"美"音并不是最佳的形象，有点憨痴，古代有一个描述笑的词很适合拍照时用，叫作"听然而笑",这个"听"字发"隐"音,大家试一下,发这个"听"时,人头微低,而下巴微翘,拍出的笑意最盈盈。

"地气通于嗌",嗓子,是拦截外来病菌的第一道隘口和关卡,扁桃体就像两扇门,挡在嗓子口,西医说扁桃体位于消化道和呼吸道的交汇处,此处的黏膜内含大量淋巴组织,是经常接触抗原引起局部免疫应答的部位,因为可以产生淋巴细胞和抗体,所以具有抗细菌、抗病毒的防御功能。但又因为此处特别容易感染,西医总建议切除它,这便十分困扰孩子的家长。到底该不该切除呢?按理说,老天给的任何东西都是宝贵的,绝无多余的,当然不能轻易切除。扁桃体炎相当于中医学"乳蛾"的范畴,急性扁桃体炎相当于"风热乳蛾",慢性扁桃体炎相当于"虚火乳蛾"。风热乳蛾多因气候骤变,寒热失调,肺卫不固,致风热邪毒乘虚从口鼻入侵喉核,或因过食烟酒等,脾胃蕴热,或因外感风热失治,邪毒乘热内传肺胃,上灼喉核,发为本病;虚火乳蛾多因风热乳蛾或温病之后余毒未清,邪热耗伤肺阴,或因素体阴虚,加之劳倦过度,肾阴亏损,虚火上炎,蒸喉核,发为本病。其实,判断起来还得看具体实相,比如红肿热痛,属于实证,上有白脓、隐痛,则属于虚证。治疗呢,要么吃药,比如通脉汤等,很多小孩就此痊愈,而无手术之痛。

先说下咽痛症的辨证后吃药。关于咽痛,现代中医一般认为是风热,爱用消炎止痛药;但《伤寒论》一般归于少阴病,因为少阴经脉走咽部,属于寒证，这其中用药的差异很大。比如"少阴病，下痢、咽痛、胸满心烦者，猪肤汤主之"，这是因为下痢造成津液不足，虚热上蒸而出现咽痛、胸满、心烦，此时，用猪肤，也就是猪皮，用煮好的肉皮汤和蜂蜜，以及炒好的米粉搅拌在一起，分六次吃完就是了。其中，猪皮甘寒，可滋阴清热，白蜜润燥养血，白米粉为五谷之一，养胃气，补先前的下痢之虚。这哪里是药哦，好吃得不得了，就算不咽痛，吃了也养人呢。

另外还有，"少阴病，二三日咽痛者，可与甘草汤；不差者，与桔梗汤"。不差，指不愈。甘草汤用生甘草，熬膏曰国老膏，止痛、缓急、解毒。桔梗开喉痹，消肿。"少阴病，咽中伤生疮，不能言语，声不出者，苦酒汤主之"。苦酒就是醋，可以活血行瘀，可清除疮上的分泌物。这个药方的制作方法很有趣，把半个鸡蛋壳放在刀环上，保留鸡蛋清，去掉鸡蛋黄，鸡蛋清可以止痛，利血脉，润咽喉，把半夏（开喉痹）和醋倒入鸡蛋壳中，用小火，三沸，去渣滓，少少含咽之……你看，所谓古代的慢生活其实就是精致生活，这种精致生活不是奢华，而是对细节和耐心的追求，小心翼翼地煮药、制药，就是小心翼翼地爱护自己。

在《灵枢·忧恚无言》篇中，专门讨论过人突然失音的问题，把咽喉部的问题说得很全。原文是这样的。

"黄帝问于少师曰：人之卒然忧恚而言无音者，何道之塞，何气出行，使音不彰？愿闻其方。"

黄帝问少师："人，有突然因为忧愤而失音的，是什么道路堵塞了呢？是什么气机导致人无法出声了呢？我想弄明白这事儿。"

"少师答曰：咽喉者，水谷之道也。喉咙者，气之所以上下者也。会厌者，音声之户也。口唇者，音声之扇也。舌者，音声之机也。悬雍垂者，音声之关也。颃颡者，分气之所泄也。横骨者，神气所使，主发舌者也。"

少师回答，咽喉，是水谷之道。喉咙，是气之所以上下的地方。会厌，指喉头上前部的树叶状的结构，能够开启和闭合，是发出声音的门户。说话或呼吸时，会厌向上，使喉腔开放；咽东西时，会厌则向下，盖住气管，使食物或水不至于进入气管。口唇张开与闭合，犹如发出声音的门扇。灵活的舌头，是发出声音的枢机。悬雍垂，又称帝丁、帝钟，俗称"小舌头"，是发出声音的关键所在。颃颡，也需要发这两字的读音，才可以知道颃颡，即鼻咽部，声音的一部分从此处通过，可以协助发声，有鼻腔音，显得深沉。横骨，因舌骨横于舌根而得名，受神气意识指使，是控制舌体运动的组织。

分析了发音的各个部位及功能后，少师接着分析发音出问题的原因。

"故人之鼻洞涕出不收者，颃颡不开，分气失也。是故厌小而疾薄，则发气疾，其开阖利，其出气易；其厌大而厚，则开阖难，其气出迟，故重言也。人卒然无音者，寒气客于厌，则厌不能发，发不能下，至其开阖不致，故无音。"

所以，人流鼻涕收不住，是因为颃颡闭塞不通，分气失职，就鼻塞声重。

会厌小而且薄的人，就呼吸畅快，开合流利，发音流畅。会厌大而且厚的人，开合不利，气机迟缓，则容易结巴。人突然不能发声，是因为寒气侵袭会厌，气道被憋，开合无力，所以就失声了。

"黄帝曰：刺之奈何？岐伯曰：足之少阴，上系于舌，络于横骨，终于会厌。两泻其血脉，浊气乃辟。会厌之脉，上络任脉，取之天突，其厌乃发也。"

最后黄帝问："怎么治啊？"岐伯回答："取足少阴肾经上联舌头、横骨和会厌的部位，用放血法，浊气寒邪就走掉了，同时因为会厌络于任脉，再取任脉上的天突穴针刺，人的声音就发出来了。"

总之，喉为气息出入之要道，又为出音发声的器官。喉下连气道以通肺气，而肺主气、主声，司呼吸，所以喉咙的通气和发音直接受制于肺气、肺阴。而咽乃胃腑所系，"咽，嚥也，主通利水谷，为胃之所系，乃胃气之通道也"。若脾胃失和，升降失常，可见吞咽不利、嗳气呕逆等，故有"咽喉为脾胃之候"之说。

对人体而言，五脏和六腑最大的区别在于：真正有营养的东西都归五脏，浊阴全进六腑，所以六腑一定要通，这就是养生的原则。养什么呢？养六腑之通利，养五脏之凝聚。生命就是这样：六腑要不断地清空，五脏要不断地充实。六腑如果不通的话，浊气在里面憋着，憋着憋着就进五脏了，人就会得病。嗓子与咽喉，在大脑与五脏六腑之间，所以一定要通利，否则会影响脑子，也伤害五脏六腑。

嗓子这一窍，跟肝经有关，喉痹、痉挛就是肝的表现；跟心情也有关，心情一紧张，嗓子一缺血，就嘶哑；跟脾经也有关，脾主肌肉，嗌部的小肉肉一松弛，人就打呼噜……所以，咽喉部的问题，从来都不是小问题，可大家都把它看作小问题。

一般来说，六腑通利，嗓子就好。小肠负责分清泌浊。清，就是营养；浊，就是垃圾。小肠把"清"的东西给心，给五脏，把垃圾给大肠。如果小肠不能正常发挥作用，就会让营养也跟着浊气走了，人就慢慢虚弱了。清与浊都到了大肠这儿，大肠不傻，说，我只收废物，好东西要还给你。于是大肠就会发挥"津"的作用，把"液"，也就是营养"津"回给小肠。大肠属于阳明火，如果火力不足，"津"的力量就不足，人就会拉稀。如果阳明燥火太盛，"津"的功能过度，人就大便干燥。下口一堵，上口久之也必堵，这时，人的咽喉就会出问题。而《伤寒论》里的甘草干姜汤，就对治这个上口、下口皆堵的问题。

"风气通于肝"。风具有游走性，所以肝病也有游走性，串着疼，一会儿这儿疼，一会儿那疼。这时医生会上一个药叫防风，比如防风通圣散，吃了也管用。但若是肝血虚，不仅游走，且痒，就不是防风通圣散的事儿了。

风性上飘，肝风内动，即是头疼。

"雷气通于心"。雷就是火，《易·说卦》曰：动万物者莫疾乎雷，挠万物者莫疾乎风。雷，指阳气发动，据今人卢央先生考，在《易经》或《易传》时代，人们将"雷"这种天象作为一种年周期的标志。其中，复卦（☷☳），为雷在地中，为冬至之日，古人定之为一年的开始，"其见天地之心乎"（《彖传》），即复卦所体现的周期性规律是宇宙的核心法则。豫卦（☷☳）为雷出地上，为二月，万物随雷出地，欣欣向荣，逸豫欢乐，故"豫之时义大矣哉"。归妹卦（☳☱）为雷在泽上，为八月，指男女婚配如天地相合而生万物，故为"天地之大义也"。随卦（☱☳）为雷在泽下，复归于地，故"随之时大矣哉"。所以，复、豫、归妹、随作为雷周期的一种直观表述，都具有天地之大义的重要意义。（卢央，《易学与天文学》，中国书店出版社，2003）这里面的要点是：雷在地中、雷出地上、雷在泽下，复归于地……都在说阳气要善藏之意，所以雷气通于心，心火本上炎，如果心火能够像雷那样敛藏，则安矣。

"谷气通于脾"。中央为湿，现在人都怕湿，其实，真正可怕的是过湿或痰湿，人体若无湿气，则运化过度，才可怕。你看人体有多少词汇是在分别解释这个"湿"——精、津、液、血、脉，等等。

在《灵枢·决气》中专门有对这些词汇的解释，所以这是非常重要的一篇。咱们已经讲到《阴阳应象大论》篇了，也该对这些词汇进行一次总结了。

"黄帝曰：余闻人有精、气、津、液、血、脉，余意以为一气耳，今乃辨为六名，余不知其所以然。"

黄帝问："我听说人有精、气、津、液、血、脉，我认为这些是一气罢了，现如今分辨为六个名称，我不知它们为什么有这样的名称？"

"岐伯曰：两神相搏，合而成形，常先身生，是谓精。"

岐伯回答："阴阳两神相互作用，阴阳互根而成此有形之身，先于脏腑组织而生的，叫作'精'。"

"何谓气？岐伯曰：上焦开发，宣五谷味，熏肤，充身，泽毛，若雾露之溉，是谓气。"

那什么是气呢？岐伯回答："上焦得天阳之气，与五谷之气结合，才能产生能量，宣发出精微，去熏蒸皮肤，充实身体肌肉，润泽皮毛，好似雾露之灌溉土地，就叫作'气'。"

也就是说，只有先天肾气，没有呼吸之气、水谷之气，是不行的，只有三者的共同气化，才有生命之气。其中，天气为呼吸之气，地气为水谷之气，人气为元气肾气，天地人三气和合，即阳气。

"何谓津？岐伯曰：腠理发泄，汗出溱溱，是谓津。"

那什么是津呢？岐伯回答："从腠理发泄出去的，像汗液那样流出而不能返回的东西，叫作'津'，比如汗水、眼泪等。"

"何谓液？岐伯曰：谷入气满，淖泽注于骨，骨属屈伸，泄泽，补益脑髓，皮肤润泽，是谓液。"

那什么是液呢？岐伯回答："五谷入于胃，产生的精气充满全身，有余之精气汇聚渗灌流注于骨中，也就是肾中储存，肾主藏，气化五谷精微为种子，叫作'屈'；再输布这些种子滋润全身，叫作'伸'。输泄、恩泽的这些精华，可以补益脑髓，使皮肤润泽，这就叫作'液'。"

"何谓血？岐伯曰：中焦受气取汁，变化而赤，是谓血。"

那什么是血呢？岐伯回答："中焦接收五谷，上有上焦雾露之灌溉，下有下焦元气之熏蒸，腐熟水谷并将其变为精微物质，即取汁，奉心神变化而赤，以宣发输布供养全身，这就是血。"

人体，上焦为气，下焦的核心也是气海、关元，所以中焦既可以变化有形为无形，又可以变化无形为有形，是变化的根源。东、南、西、北四方之功能无不围绕中土而各有其位，没有此中土，四方皆落在空处，东方生发啥啊？南方生长啥啊？西方收敛啥啊？北方收藏啥啊？有了此中土后，四方都有饭吃，皆大欢喜。

"何谓脉？岐伯曰：壅遏营气，令无所避，是谓脉。"

那什么是脉呢？岐伯回答："壅遏营气，壅，有堵塞，或培助意；遏，有遏制意。所以壅遏营气，指培补卫气在脉外，遏制营血在脉内，让它们昼夜环转，无所违逆，叫作'脉'。"即，脉指一种约束能力，在外，它约束并鼓励阳气的卫外功能；在内，它约束并鼓励阴血的养护功能。有它在，生命就鲜活而有力，没有它，生命就混沌而涣散。

总之，这六种事物：精、气、津、液、血、脉，从某种意义上说，都是动能，而非名词。千万别忘了，黄帝说它们"一气耳"，它们都是让生命真实而鲜活的东西，它们只是"气"推动或完善生命的不同方式，就像六个小童子，他们鲜活，生命就鲜活；他们衰老，生命就衰老；他们死亡，生命就死亡。

咱们索性把《灵枢·决气》篇讲全吧。

"黄帝曰：六气者，有余不足，气之多少，脑髓之虚实，血脉之清浊，何以知之？岐伯曰：精脱者，耳聋；气脱者，目不明；津脱者，腠理开，汗大泄；液脱者，骨属屈伸不利，色夭，脑髓消，胫酸，耳数鸣；血脱者，色白，夭然不泽，其脉空虚。此其候也。黄帝曰：六气者，贵贱何如？岐伯曰：六气者，各有部主也。其贵贱善恶，可为常主，然五谷与胃为大海也。"

先是黄帝提问："这六气，其中的有余和不足，以及气的多少、脑髓的虚实、血脉的清与浊，我们怎样知晓呢？"

岐伯回答说："要想辨别其有余不足等，看下面这些证候——精不足的，耳聋；气不足的，目不明；津不足的，腠理开，大汗淋漓；液不足的，骨的生发收藏功能不利，脸色难看，脑髓消，小腿酸痛，总是耳鸣；血不足的，脸色晄白，憔悴没有光泽，其脉空虚。这些就是表现证候。"

总之阳气虚弱，六气皆不足，而且基本在头面上就可以发现问题。

黄帝又问："这六气当中，分贵贱吗？"

岐伯回答："六气，各有其主持、主管的地方，它们不分主次、不分好坏，一切依据它们自主的那部分来看待其功能，但五谷和胃是六气生成的大海源泉。"

于是，这又回到前面所讲的中焦是生命变化的根源的问题。脾胃运化五谷，根据身体的需要，变化精微为精、气、津、液、血、脉六气。所以，人还是要好好吃饭，在什么地界干什么事儿，不好好吃五谷，都辜负了大地的生长。

更细致地谈论津液的，是《灵枢》的另一篇《五癃津液别》。之所以这篇叫作"五癃津液别"，正如张志聪《灵枢集注》所云："此章论水谷化生之津液，各走其道，别而为五。如五道癃闭，则为水胀。五别者，为汗、为溺、为唾、为泪、为髓。"所以，这一篇专门讲五液代谢发生障碍后出现的闭阻不通的分别。

我们看一下原文。

"黄帝问于岐伯曰：水谷入于口，输于肠胃，其液别为五"——水谷入于口，输送到肠胃，水谷化生的津液分别为五，哪五种呢？

"天寒衣薄则为溺与气"——溺，指小便；气，指矢气，也就是屁。

"天热衣厚则为汗。"

"悲哀气并则为泣"——悲哀时，气机错乱，则为眼泪。

"中热胃缓则为唾"——中焦有热，脾胃功能差时，上泛而为唾液。其实，上泛的应该是"涎沫"或胃酸。

"邪气内逆，则气为之闭塞而不行，不行则为水胀"——邪气内犯，气机闭塞而阳气无法发挥作用，水气滞留则为水胀。

"余知其然也，不知其何由生，愿闻其道"——我知道这五种是什么，但不知它们因何而生，想听听您怎么说。

"岐伯曰：水谷皆入于口，其味有五，各注其海，津液各走其道"——岐伯回答：水谷从口入，生出五味，各归其所喜的五脏，比如咸入肾、甘入脾等。津液也随其所喜而各走其道。

"故三焦出气，以温肌肉，充皮肤，为其津"——因此从三焦输出的气，可以温养肌肉，充实皮肤，叫作"津"。津，作动词，有渗出意。

"其流而不行者为液"——那些能够流动，但又不乱行的精华营养，叫作"液"。

"天暑衣厚则腠理开，故汗出"——天热衣厚，腠理开泄以自救，所以会出汗。

"寒留于分肉之间，聚沫则为痛；天寒由腠理闭，气湿不行，水下留于膀胱，则为溺与气。"这句"寒留于分肉之间，聚沫则为痛"应该放到后面。翻译过来就是：天寒则腠理关闭，气因湿邪无法流动，水就下行而储存于膀胱，变为小便及矢气，寒邪存留于分肉腠理之间，形成寒痰而产生疼痛。

"五藏六府，心为之主，耳为之听，目为之候，肺为之相，肝为之将，脾为之卫，肾为之主外"——五脏六腑，以心为主宰，耳主听觉，眼主占候，肺像宰相；肝像将军，脾像护卫，肾脏主骨而成形体。

"故五藏六府之津液，尽上渗于目，心悲气并则心系急，心系急则肺举，肺举则液上溢。夫心系与肺不能常举，乍上乍下，故咳而泣出矣"——因此五脏六腑之津液，全部上渗于目，心悲气乱，以心为主的脏腑器官就会挛急，心系挛急，肺系上举，肺系上举则津液上溢。但心系与肺系不能总这么向上提举着，总提举着，人就非常难受，于是便出现忽上忽下的情形，这样就会出现咳嗽与眼泪。

"中热则胃中消谷，消谷则虫上下作，肠胃充郭故胃缓，胃缓则气逆，故唾出"——中焦有热，则胃消化谷物过快，肠中寄生虫也会上下蠕动，如此，则肠胃很快就空廓，脾升胃降的功能一弱，胃气就可能上逆，涎沫唾液由此而出。

"五谷之津液和合而为膏者，内渗入于骨空，补益脑髓而下流于阴股"——五谷津液和合，就成为脂膏，向内渗灌于骨孔，上行补益脑髓，向下流于生殖系统。你看，脑髓和生殖功能的强大，全在于五谷津液的和合，所以，饮食对我们多么重要。

"阴阳不和，则使液溢而下流于阴，髓液皆减而下，下过度则虚，虚故腰背痛而胫酸"——如果阴阳不调和，则使液下流于阴窍，髓液也随之减少，流泄过度则使真阴虚，虚则发生腰背疼痛、胫部酸软。

"阴阳气道不通，四海闭塞，三焦不泻，津液不化，水谷并行肠胃之中，别于回肠，留于下焦，不得渗膀胱，则下焦胀，水溢则为水胀"——如果阴阳气道不通，则四海闭塞，三焦不能输泻，津液不能化生，受纳的水谷并聚于肠胃之中，最后别出于大肠，停留在下焦，不能将水分渗入膀胱，则下焦作胀，水液泛溢于腹部则为水胀。

"此津液五别之逆顺也"——以上所说就是津液分别为五：汗、溺、唾（涎）、泪、髓，以及水胀的情形及其正常与反常的表现。

再讲一下"六经为川，肠胃为海，九窍为水注之气"这句。

"六经为川"，这篇文章是在讲应象，江河湖海也是天地之象。用大川比喻六经，用海比喻肠胃，用水之流注比喻九窍，也是《黄帝内经》常用的手法。甚至上文所言"四海闭塞"之说，在《灵枢·海论》里有专门的论述。

"岐伯曰：人有髓海，有血海，有气海，有水谷之海。凡此四者，以应四海也。……气海有余者，气满胸中，悗息，面赤；气海不足，则气少不足以言。血海有余，则常想其身大，怫然不知其所病；血海不足，亦常想其身小,狭然不知其所病。水谷之海有余,则腹满;水谷之海不足,则饥不受谷食。髓海有余,则轻劲多力,自过其度;髓海不足,则脑转耳鸣,胫酸眩冒,目无所见,懈怠安卧。"

《灵枢》经反复谈及"四海"之说,气海、血海、水谷之海,以及髓海。海之大,足以化万物,人体四海,都是人体最足的地方,此四海有余或不足,人就生病。有人会说,不足不好,有余也不好吗?这就是《黄帝内经》之妙,生命最讲究的是恰到好处,有余,就是太过,也不好。比如气海有余,人就气满胸中,面赤,呼吸不畅。血海有余,就会经常自觉身形壅满硕大,郁闷不舒时不知有什么病;血海不足,也会经常想象身体变小,心情不好,也不知有什么病。这个描述很有趣,在临床上尚未遇到这样的人,但自己年轻时曾生过一场大气,出现过类似的情形,觉得自己的手和身体变得像巨人一样大,好像到了天边上……这大概就是年轻时血海有余的情形吧!若是现在血海不足了,再生同样的大气,会不会觉得自己变得很小呢?可惜,现在基本不生气了。最后是水谷之海有余,则腹满;水谷之海不足,则会出现很饿,但又吃不下的情况。髓海有余,则感觉轻劲多力,仿佛超过自身的极限;髓海不足,则头晕耳鸣,胫酸眩冒,目无所见,懈怠嗜睡。

"肠胃为海",在这里,提醒大家的是,千万别以为中焦只是脾胃,大肠小肠、膀胱等都属于中焦。只收不藏的地界都属于中焦。什么是下焦,下焦为藏。中焦就是海,海收纳万物,而且气化万物,这就是海的意义所在。

十一 治病次第

> 故邪风之至，疾如风雨，故善治者治皮毛，其次治肌肤，其次治筋脉，其次治六府，其次治五藏。治五藏者，半死半生也。
>
> 故天之邪气，感则害人五藏；水谷之寒热，感则害于六府；地之湿气，感则害皮肉筋脉。
>
> 故善用针者，从阴引阳，从阳引阴；以右治左，以左治右；以我知彼，以表知里。以观过与不及之理，见微得过，用之不殆。

治病就是守天道、守人道、守地道，按照道走。凡道，就有次第，就有过程。现在很多人想的是以方法治病，方法和道两回事。道是意识形态，是形而上的东西，方法是形而下的东西。明白了道，法自然就有了。

故邪风之至，疾如风雨，故善治者治皮毛，其次治肌肤，其次治筋脉，其次治六府，其次治五藏。治五藏者，半死半生也。

这段翻译过来就是：邪风的到来，快速得好像风雨，因此，最好的医生，在病邪刚侵入皮毛时，就给予治疗；医术较差的，在病邪侵入到肌肤时才治疗；更差的，在病邪侵入到筋脉时才治疗；再差的，在病邪侵入到六腑时才治疗；最差的，在病邪侵入到五脏时才治疗。假使病邪已经侵入到五脏，存活的概率已经只剩一半了。

治皮毛，是指病刚刚出现时给予治疗，能见微者，能有几人？况且病人也不在意小病初起，现在的病人更是到了五脏六腑时才会求助，所以现今半生半死者多。所谓皮毛，就是收敛与开合刚刚发生问题，就是阴阳刚刚开始不和。此时所谓治疗，也是小动作，热敷啊，按摩啊，泡泡温泉，泡泡脚啊，比如肩膀受寒了，用热毛巾热敷下，如果肩背紧得要命，可能吃服葛根汤，就松快了。或者刚刚觉出自己要感冒时，喝碗姜糖水，睡一觉，也成。

"其次治肌肤"，到肌肤腠理层面，则是营卫不和了，也就是气血出问题了。此时按摩热敷就不太管用了，至少要用到推拿和刮痧。用药也要用桂枝汤来调和营卫。

现在大家都热衷于建养老院，我倒渴望建一所纯中医医院，没有医疗设备，全靠手上功夫，把脉确诊，然后按摩、推拿、按跷、整脊、艾灸等，在疾病的初始阶段就把病全部解决了，至于老了呢，主要靠养和护理。养，靠艺术生活；护理，靠良好的心态和专业技能。想法很好，可惜中医后继乏人，所以，也就是一个梦罢了。

"其次治筋脉"，如果说皮毛之根在肺，肌肤之根在脾，那么筋脉之根就在肝与心了，因为肝主筋、心主血脉。筋脉层面，按跷和针刺，良效。

但要注意的是，针刺原理借助的是人体排异反应，属于"拆东墙补西墙"法，针，也属于异物，气血因排异（针）而汇聚，无形中增加了这一经脉的运化而发生作用。这也是为什么《黄帝内经》常言"不盛不虚，以经取之"，虚证，如过度针刺，不仅无作用，且伤气血。现如今很多人为了挣钱，把病人扎得跟刺猬似的，就太不应该了。针刺高手取穴一般少且精当，病去即止。

"其次治六府，其次治五藏，治五藏者，半死半生也"。病，都是一步一步地从皮毛到腠理，到筋脉，再到六腑和五脏的。六腑为阳，五脏为阴，病在阳还好办，助其运化即可；在阴，则难治了。到五脏六腑的时候，基本得用药了，用药，最好用《伤寒论》里的方子。即便这样，也是半死半生了。

所有的治疗方法，都是后面涵盖前面的，一层一层地，都可以往前用，但是越往后，比如治到五脏，这时候用热敷法就不管用。其实，治病最终靠的是自身能量，比如，奇经八脉是根本能量，不遇大事、不到生死关头，轻易不启动。所谓大病用功，就是因为所有药都不入奇经八脉，所以只能通过练功，启动这个根本能量。十二经脉、情绪是日常波动能量，中药，可以入经脉，甚至有引经药，所以药方用对了，很有效。好环境、坏环境，也是能量，调整好了，也会给生命不同的方向。而如何利用好能量，拆卸坏能量，靠的是

▶ 其实，治病最终靠的是自身能量。

我们的人生智慧。

最难治的病，是百会对会阴的中脉病，中医说是中脉，接近西医的腺体。脑垂体、脑下垂体、甲状腺、胸腺、胰腺、肾上腺等，这些均属于免疫系统疾病，西医治这些病，靠激素；中医，靠任督冲，即先天能量。关于这些，我在《生命沉思录2》中曾有过专章，此不赘叙。

关于疾病传变，《灵枢·百病始生》也有一段形象的描述：

"是故虚邪之中人也，始于皮肤，皮肤缓则腠理开，开则邪从毛发入，入则抵深，深则毛发立，毛发立则淅然（打寒战），故皮肤痛"——这是第一步。

"（虚邪）留而不去，则传舍于络脉，在络之时，痛于肌肉，其痛之时息，大经乃代"——这是第二步，从络脉入经脉，肌肉痛。

"留而不去，传舍于经，在经之时，洒淅喜惊"——这是第三步，虚邪入经脉后，人则精神浮越，容易受惊。

"留而不去，传舍于输，在输之时，六经不通四肢，则肢节痛，腰脊乃强"——虚邪进一步传入腧穴，经脉之间的联系受到瘀阻，四肢关节开始疼痛，背俞穴最为要紧，所以这时腰和后背也开始发紧。

"留而不去，传舍于伏冲之脉，在伏冲之时，体重身痛"——虚邪继续传变，则伤冲脉之阳，这时会身体沉重、疼痛。

"留而不去，传舍于肠胃，在肠胃之时，贲响腹胀，多寒则肠鸣飧泄，食不化，多热则溏出糜"——此时虚邪已至肠胃，就会出现贲响腹胀，寒气重时肠鸣腹泻，热邪重时则便溏如鹜。

"留而不去，传舍于肠胃之外、募原之间，留著于脉，稽留而不去，息而成积"——这时虚邪继续留注，就会到肠胃之外，募穴、原穴之间。募穴，是脏腑之气输注于胸腹部的腧穴，极为重要，比如中脘是胃的募穴，故主治脾胃病；天枢，是大肠的募穴，所以肠病多取天枢穴。膀胱病多取中极等。而原穴，一般在腕部和脚踝处，它是经脉的根本穴。原，含本原、真元之义。原气来源于脐下肾间，是人体生命的本源，是维持生命活动最基本的动力。原气通过三焦输布于全身脏腑、十二经脉，其在四肢部驻留的部位就是原穴，由此可见原穴在人体的重要性。此处再一失手，则病难治矣。

回到原文：

故天之邪气，感则害人五藏；水谷之寒热，感则害于六府；地之湿气，感则害皮肉筋脉。

这句翻译过来就是：如果人们感受了天的邪气，五脏就会受到伤害；感受了饮食水谷的寒热，六腑就会受到伤害；感受了地的湿气，皮肉筋脉就会受到伤害。

即天邪伤五脏，地邪伤皮肉筋脉，水谷伤六腑。可见，天邪直接入五脏，伤人最重，民间总说肿瘤癌症等是业力病，大概也有这个意思在里面吧。水谷之寒热，伤六腑，可见吃的饭、喝的水，也要小心，其中寒、热、味道，无不影响六腑。这也是我先前说的，患了大病，一定要换水、换饮食结构的原因。但现在还有个大问题，就是现在的食物链出了很大的问题，比如添加剂、抗生素等，所以六腑病将来可能越来越多，越来越复杂。地邪主要是湿邪，湿邪壅蔽皮肉，使筋脉松弛，那么怎么避开地邪呢？就高、就燥、追阳光，总是对的，就好比古代堪舆风水等，一定是要让人活得更舒服，更有能量。

故善用针者，从阴引阳，从阳引阴；以右治左，以左治右；以我知彼，以表知里。以观过与不及之理，见微得过，用之不殆。

这段翻译过来就是：所以善于运用针法的人，观察经脉虚实，有时要从阴引阳，有时要从阳引阴；取右边的穴位治左边的病，取左边的穴位治右边的病；以自己的正常状态来揣度病人的异常状态，从表证而知里证。用这些来观察病的太过与不及的原因，从蛛丝马迹把握生命的真相，如果真能做到这一切，就不会失败了。

其实，无论灸法、针法、方剂、脉法，都是医理之用。有人以为针法只是背背穴位名称，学习如何进针、如何取穴等，那真是差得远哪，不练功，不会用气，不知气之变化循行，不懂穴位之配伍，不懂井、荥、腧、经、合等，那就只是匠人一枚，离学成还差千里。不管学什么，都有道、术之别，要想得道，就得从医理入手，怎么也得读七八篇《灵枢》吧？不从《黄帝内经》《伤寒论》入手，只是耍耍把式，走不长远。

圣人怕我们不懂那句"从阴引阳，从阳引阴"，特以"以右治左，以左治右"为例讲解，若我们还不懂，就又以"以我知彼，以表知里"再为例讲解，人呢，只要一谈到"我"，就如拨云见日，心里多少明白一些，你不知他，难道你还不知道你自己？在这一点上，我常教学生读懂病人的一个妙法：如果你不知道病人的心，病人的痛苦所在，你模仿他就是了，模仿他的表情、他的动作，疾病和心情那些都从肉体来，都是时间的积累，时间久了，肉体上就有刻痕，找到最细、最不易察觉的那个刻痕，你就"见微得过"了。唯有如此，你才算领受了圣人之良苦用心。

十一、四诊

> 善诊者，察色按脉，先别阴阳；审清浊而知部分；视喘息、听音声而知所苦；观权衡规矩而知病所主；按尺寸、观浮沉滑涩而知病所生。以治无过，以诊则不失矣！

这段翻译过来就是：善于治病的医生，看病人的脸色，按病人的脉搏，首先要辨明阴阳。审察浮络的五色清浊，从而知道何经发病；看病人之喘息，听病人之音声，而知病人痛苦所在；观察四时脉象的不同，而知疾病生于哪一脏腑；诊察尺肤的滑涩和寸口的浮沉，从而知道疾病因何而生。如此，在治疗上，就可以没有过失。在诊断上，就可以没有错误。

这一段，在写中医四诊。所谓四诊，就是望、闻、问、切。

先说望诊。望而知之谓之神，也就是望五色以知其病。望诊不是瞎望，而是要依准经脉循行而望。比如，左右迎香连及山根，还有耳前、上关、环唇、发际、额颅等处出现异象，这些部位都循行胃经，所以是胃经的病。"颜黑"，即额颅发黑，且循行部位有黑斑，重则"口歪唇胗"，也就是一笑嘴就歪，或嘴唇肿胀，这些不仅是胃经病，还要提防抑郁症等。

而眼袋肿胀、颔肿、颧红或有蝴蝶斑时，是小肠经、三焦经的病。

望诊基本分为望形和望神两种。望形，依准的是经脉的阴阳、五行；望神，依准的是气。

先说望形。其中最主要的是先看脸色，"面如漆柴"，就是脸色像干枯漆黑的木柴，这是肾足少阴之脉病色——经脉，是肾经；阴阳，为少阴；肾，在色为黑。而"面微有尘，体无膏泽"，就是脸好像洗不干净一样，身体毫无润泽之像，这是胆足少阳之脉病色。而"面尘脱色"，指面色苍白，为血虚不能上荣之象，这是肝足厥阴之脉病色。总之，"圣人视其颜色，黄赤者多热气，青白者少热气，黑色者多血少气"（《灵枢·五音五味》）。

《黄帝内经》甚至可以细化到望眉毛和胖瘦。比如《灵枢·阴阳二十五人》说："美眉者，足太阳之脉，气血多；恶眉者，血气少；其肥而泽者，血气有余；肥而不泽者，气有余，血不足；瘦而无泽者，气血俱不足。"

总之，望形还是学得来的，但要有熟稔的经脉常识，以及阴阳和五行方面的敏锐感觉。

关于望形体，《灵枢·阴阳二十五人》篇专门有论，关于这一部分，也是黄帝为我们求来的。

"岐伯曰：此先师之秘也，虽伯高犹不能明之也。黄帝避席遵循而却曰：余闻之，得其人弗教，是谓重失，得而泄之，天将厌之。余愿得而明之，金柜藏之，不敢扬之。"

岐伯说："这部分是先师秘而不传的，即使是伯高他们也不懂这部分。

黄帝显然是个好学且好奇的人，赶紧从座位上下来，极恭敬地求教和下保证：您教给我以后，我若得到人才而不教的话，就是重大失职；如果轻易流传出去，老天将惩罚我！我特别希望得到这门知识，用金柜把它收藏，不敢随意宣扬！"

黄帝的学习态度是非常值得我们学习的，其一，认真求教；其二，不得其人不教；其三，不随意传播。现在我们在尊重知识产权方面就做得非常不够。

所谓阴阳二十五人，是按木、火、土、金、水五种不同的类型，再根据五音太少、阴阳属性、体态和生理特征等方面，又将每一类型划分为五类，即为25种类型。咱们这部分只就五行之人大致讲一下望形。

"木形之人……其为人苍色，小头，长面，大肩背，直身，小手足，好有才，劳心，少力，多忧劳于事"。就是说木形人，脸色青，脑袋小，长脸，肩背宽阔，身材挺拔，手足小，有才华，多劳心，少劳力。下面又分析了木形之人的性格特点，说：其中禀受木气最全的人，修美而稳重；木气太过的人，易急功近利；木气不足的人，柔弱而畏缩不前，缺少灵活性。

"火形之人……其为人赤色，广䏚，锐面小头，好肩背髀腹，小手足，行安地，疾心行摇，肩背肉满，有气轻财，少信多虑，见事明，好颜，急心，不寿暴死"。火形人肤色红，广䏚之"䏚"，《说文解字》说"子孙相承续也"。所以广䏚，指火形人多子多孙。颜面瘦而头小，肩背腰腹及两腿发育匀称，手足小，心性急，走路时身体摇摆，肩背肌肉丰满，有气魄而不重钱财，但少信用，多忧虑，处事敏锐透彻，容颜美好，性情急躁，不长寿且多暴死。

"土形之人……其为人黄色，圆面，大头，美肩背，大腹，美股胫，小手足，多肉，上下相称，行安地，举足浮，安心，好利人，不喜权势，善附人也"。土形人肤色黄，大头圆脸，肩背丰满而健美，腰腹壮大，两腿健壮，手足小，肌肉丰满，身体各部发育匀称，步态轻盈稳健。性情安稳冷静，喜欢助人为乐，不喜争逐权势，善于团结人。

"金形之人……其为人方面，白色，小头，小肩背，小腹，小手足，如骨发踵外，骨轻，身清廉，急心，静悍，善为吏"。金形人皮肤白，小头方脸，肩背窄小，腹部小，手足小，足跟部骨骼外凸，行走轻快，禀性廉洁，性子急，平常沉静，行动迅猛强悍，颇具领导才能。

"水形之人……其为人黑色，面不平，大头，廉颐，小肩，大腹，动手足，发行摇身，下尻长，背延延然，不敬畏，善欺绐人，戮死"。水形皮肤黑，颜面凹凸不平，大头颅，脸庞宽广，肩小腹大，手足喜动，走路时身体摇摆晃动，腰背及臀尾部长大，对人的态度既不恭敬又不畏惧，善于欺诈，常因作恶而被杀身丧命。

其实，人，都不会是绝对的某一形人，有些人甚至兼备诸形，比如，有水土合德形，有木火相生形。所以以上所说，大家可以参考着看。总的说来，春天出生的，多木形之人，比如白羊座的人一般就偏高大。夏天出生的，偏火形；秋天出生的，偏金形；冬天出生的，偏水形。得四方之气的，偏土形。所有的东西都不能绝对地看，看一个人，可知的因素越多，了解得就越深入，把这一章五行人和先前我们讲的阴阳五种人合在一起看看，就能发现《黄帝内经》知病的前提是知人。不知人，焉知病？！

前面讲了望色和望形体，还有望病体。《灵枢·水胀》专门论肿胀病。

"岐伯答曰：水始起也，目窠上微肿，如新卧起之状，其颈脉动，时咳，阴股间寒，足胫瘇，腹乃大，其水已成矣。以手按其腹，随手而起，如裹水之状，此其候也。"

这句翻译过来就是：水肿初起之时，眼袋微肿，好像刚起床的样子，同时颈脉有搏动，还会咳嗽，大腿根部有寒湿，脚踝肿，肚子也大，这就是水病已形成了。再用手按他的肚子，随手而起伏，好像裹着一包水的样子，这就是水湿之病。

望神，就更要看悟性了，因为气，看不见摸不着，只能靠医者自身的感知力。望神中最重要的是看眼神，因为一身精神，具乎两目。一身骨相，具乎面部。看人的精气神，最重要的就是看眼神，五脏六腑之气皆与眼通，心性、情欲、思虑，皆从眼露。光一个看眼睛，中医就有几重看法：瞳仁，有玄空，属心神。黑仁，为肾水，主先天。黄仁，为胃土，主后天。白眼为肺。目内眦为大肠，目外眦为小肠。眼睛发直，不灵活，属于心手少阴之脉。

闻诊是听，而不是闻味。中医说：闻而知之谓之圣，圣：听从本性的意思。声音是表达感情的，而感情又是从身体中发出来的。肺损伤，悲愁不乐，其声为哭；脾，善思，其音为哕；肝，主怒，其声为呼。肾主恐，其声为呻。心在志为喜，其声为笑。也就是闻其声，可以言其情。听觉是地方的心灵——川剧不叫、秦腔不吼、越剧不"淫"，就没有民俗性。川剧得西南气，不叫不足以祛湿；秦腔得西北气，不吼不足以宣志；越剧得东南气，不柔不足以浪漫。

在中医，听肺咳，肺气实，则"膨膨而喘咳"，咳声响亮；肺气虚则"少气不足以息"。听鼻音，小肠手太阳之脉"循颈上颊……抵鼻"，病则有鼽衄，属肺气上壅，发音有鼻炎的囔囔声。而脾足太阴之脉"络胃，上膈，夹咽"，病则"腹胀、善噫"。

问诊。问而知之谓之工，工，分上工、中工、下工，可见从问诊判断上，就可以知道医工医术之高低。问，最主要的是：问所欲五味，以知其病所起。比如病人说上半夜睡不好，就是生发不足；如果下半夜睡不好，就是收敛不足。病人主诉上楼小腿痛，当属膀胱经，因为膀胱经从腰中下挟脊，贯臀，入腘中……以下贯踹内。而下楼大腿痛，属胃经，因为胃经下髀关，抵伏兔，下膝膑中。

而"牙痛"要分清是上牙痛还是下牙痛，上牙痛归属于胃经，治疗可刺三里、内庭；下牙痛归属于大肠经，治疗可刺大肠经原穴合谷。

再比如病人说消谷善饥，就是特别容易饿，就是胃有虚火。而食不下，就是木克土，就是胃寒不知饥饱。再有尿频，就是阳虚或肺气虚，收摄不住。再比如病人说不渴，就是湿大于寒；而口中燥、渴，就属于寒大于湿。当然了，病人口述之酸麻胀痛等，更是一些重要指标，可以看到生命更深处的问题。比如气过来、血上不来，则麻；不通有血栓则木。

切脉，是四诊的最后一项，但也是很关键的一项，因为它涉及最后的确诊，即对前三项的终极把握和开方剂量的大小。只可惜，现代中医教育在这方面有很大的缺失，所以治疗水平也直线下降了。

古语说："切而知之谓之巧。"巧，既有巧妙意，又有机窍意，从此入手，甚至可以跳过前三项，直接知道气血的秘密。哑巴、瞎子如果医理明确，手下机敏，也许对气血的感知力比普通人还强。切而知之谓之巧，就是审虚实以知其病在何脏腑。把脉讲究三部九候，也就是寸关尺浮中沉。这个后面有篇章会讲到，此不赘叙。但在此，要讲下"观权衡规矩而知病所主"这句，其中，权衡规矩指春夏秋冬之脉象，比如春脉应中规，规以成圆，取其圆；夏脉应中矩，矩以成方，取其方；秋脉应中衡（衡，秤杆），取其平；冬脉应中权（权，秤砣），取其沉。

总之，望闻问切不过：声合五音，色合五行，脉合阴阳。一切不过阴阳五行之变化，懂阴阳五行，明其应象，则一切了然。

十二 诊治

> 故曰：病之始起也，可刺而已；其盛，可待衰而已。故因其轻而扬之，因其重而减之，因其衰而彰之。形不足者，温之以气；精不足者，补之以味。其高者，因而越之；其下者，引而竭之；中满者，写之于内；其有邪者，渍形以为汗；其在皮者，汗而发之；其慓悍者，按而收之；其实者，散而写之。审其阴阳，以别柔刚。阳病治阴，阴病治阳，定其血气，各守其乡，血实宜决之，气虚宜掣引之。

下面我们讲这一章的最后一节。

这段翻译过来就是：所以说，病在初起的时候，用刺法就可治愈，若在邪气盛时，就需要等邪气稍退再去治疗。病轻的时候，要用宣泄法；病重的时候，要用攻泻法；病情将愈的时候，则要巩固之，防其复发。形体尚且羸弱的，应设法温补其气；精血不足的，应补以其有形的味。如病在膈上，可用吐法；病在下焦，可用疏导之法；如胸腹胀满的，可用泻下之法；如感受风邪的，可用辛凉发汗法；如邪在皮毛的，可用辛温发汗法；病情发展太重的，可用抑制收纳法；病实证，可用散法或泻法。观察病的阴阳，来决定药剂的柔刚。病在阳的，可治其阴，用收敛法；病在阴的，可治其阳，用宣散法。辨明气分和血分，各按其方向定夺，血实的就用泻血法，气虚的就用升补法。

先解释第一句。

故曰：病之始起也，可刺而已；其盛，可待衰而已。

"可刺而已"的"已"，是病愈意。这句是说，病之初起，气血未伤，属于"不盛不虚，以经取之"，这时用针刺法就可以治愈。若气血已伤，针刺法就不适宜了。"其盛，可待衰而已。"当病情加重时，就要等待邪气衰退时再去治疗。这句很有中医精神，西医是对抗法，中医是和解法。邪气强大时，正气要知养，要先培补正气，以待时机，对抗容易两败俱伤。举我自己的一个例子吧，有一段时间我特别累，一直在出差，到重庆时，终于扛不住了，开始发热，身体没劲儿时的发热，自然不是高热，而是低烧，低烧就是免疫力虚弱的相，那这时怎么办？我说了，要先培补正气，而不是去退热，因为住酒店，没办法煮药，我就让助理去药店买了两盒药回来，一盒附子理中丸，一盒小柴胡冲剂。先吃哪个呢？一定是先吃附子理中丸，吃后，烧开始往上顶，到半夜11点左右，胆经当令，人体的阳气开始生发，而我的体温也终于接近39摄氏度了，我这时才放下心来，开始吃小柴胡冲剂，第二天早晨一切都正常了。大家要细细体会这个故事，也许就明白"待其衰而攻之"的道理了。

关于发热，还有一件事需要说明，高热在太阳病脉证，太阳、阳明，都有高热，而太阴少阴基本以低热为主。在《伤寒论》中，若想彻底治愈三阴经证，最好能从三阴经证转入太阳经证，转到太阳经证时，就难免会有一次高热，这时的高热有点像电脑的格式化，去掉旧的杂质，换一个干净的新盘，这就意味着这个病要彻底走掉了。可由于大多数人不懂中医医理，中医大夫如果不事先说明，很多人吃着吃着中药发热起来，就认为自己感冒了，急急忙忙地又跑进医院吃退热药，特别是孩子一高热，父母就更慌乱，一上退热药，就把病打回了原形，这就是病反反复复没法治的原因。

故因其轻而扬之，因其重而减之，因其衰而彰之。

病轻的时候，要用宣泄法。病重的时候，要用攻泻法，所谓攻泻，要看病在什么位置，病在表，最好使之出汗；病在上，最好使之吐；病在下，最好使之泄。病情将愈的时候，则要巩固之，防其复发。这个也是中医治病的要点，所谓治愈，就是不能复发，更不能按下葫芦起了瓢。病，都走老根儿，就是人只要得病，都从旧病根儿起，所以复发就属难治，尤其是脑血栓、中风等。所以中医治病讲究追穷寇，所谓追穷寇，不是狂追猛打，而是要知其养，大病将愈之时，最怕房事，一旦过度行房，再救都没得救，这是一。二是不可峻补，杀敌一万，自损八千，病虽已去，人体应该是虚弱的，这时要等待消化吸收能力的缓慢恢复，补益太过，则使身体更累，所以古代大病过后特别强调静养，饮食也要淡味稀薄，不可厚味。三是治愈之时，还有一事须牢记，不可急于锻炼。现在很多人一听说自己病了，就开始急于锻炼，大病初愈，更是急着锻炼，这是非常不可取的。病，就是五脏六腑皆虚，而锻炼也耗气血，更何况很少有人知道锻炼的要点，经常有人逼迫自己绕着病床也得走一万步，这哪里是锻炼，简直是催命啊。

形不足者，温之以气；精不足者，补之以味。

其实这一句就是在讲怎么养的问题。大病过后，形体尚且羸弱的，应设法温补其气；这一篇的开篇讲过"气生形"，就是指气能够让你的身体、你的五脏六腑饱满起来。如果你的肉松松垮垮，就是阳气不足，尤其是脾阳不足。有人会问：怎么补阳气啊？好好睡觉、好好吃饭啊。现在大家都不好好睡觉，总叫外卖，还总减肥，阳气自然大损。

精血不足的，应补以其有形的味。虽说五谷为养，五果为助，五畜为益，五菜为充，但最补益精血的就是五畜了。中医将五畜称为血肉有情之品，认为五畜能增补五谷主食营养的不足。《黄帝内经》中所说的五畜是指：牛、犬、羊、猪和鸡。其中，牛甘入脾，犬酸入肝，猪咸入肾，羊苦入心，鸡辛入肺。

传统中医文化认为,年轻人不可以多吃牛羊肉。这是什么原因呢？首先,多食牛羊会使年轻人性格偏粗暴,吃牛羊肉可增加人的勇气,但不会增加人的智慧,年轻人好勇好斗不是件好事,所以不要吃太多。其次,年轻人的身体正处在生长、生发阶段,消化吸收能力很强,所以没有必要刻意补充过多的营养物质。牛羊肉吃多了容易引发性欲,而中国传统文化鼓励年轻人在成长发育时期把精力放在学习知识上,往人性和文化上走,性欲大了就会偏失方向,走错路,所以不鼓励年轻人多吃牛羊肉。

牛羊肉对老人来说就不一样了。年老的人气血已经渐弱,老年人应吃些肉食,对补血、补阳气大有好处。大病初愈者的进补也应该从喝点肉汤或肉糜粥开始。

> 其高者,因而越之；其下者,引而竭之；中满者,写之于内；其有邪者,渍形以为汗；其在皮者,汗而发之；其慓悍者,按而收之；其实者,散而写之。

其高者,指病在膈上,可用吐法。《伤寒论》中专门有催吐法,说有一种人,头不痛、颈不强,就是寸脉微浮,气上冲咽喉,极不舒服,这是胸有寒邪。胸部,阳位,就像天空一样,怎么能有寒邪呢？所以,胸部有寒邪,不管是痰,还是别的什么，一定是实邪，一定要吐出去，否则人会憋死。这时，张仲景开的是瓜蒂散，就两味药，一个瓜蒂，一个赤小豆，捣成末后和香豆豉煮成稀糊糊，就吃个三分，别看就这么点儿，这药可厉害了，能吐得稀里哗啦，绿的黄的涎痰全出来了，还浑身是汗，所以气血虚的，年老的，有脑病、心脏病的都别用，《伤寒论》中还特地说："诸亡血虚家,不可与瓜蒂散。"服这药时，还有四件事得注意。一是出汗了别受风。二是得闭眼，要不会头晕。三是用个大带子把肚子勒紧，好往上吐。我们现在好多人都不系皮带了，其实，不系皮带，腰就是散的，力气就使不出来，你看举重大力士都得用大带子扎住腰，这样才好使劲儿。四是如果呕吐不止，还得在旁边准备点煮的大蒜汤，喝了就止住了。为什么这药这么能吐？因为瓜蒂特苦，赤小豆微酸，酸苦涌泄啊。

病在下焦，可用疏导之法；病胸腹胀满的，可用泻下之法；如感受风邪的，可用发汗法；如邪在皮毛的，可用辛温发汗法；病情发展太猛太重的，可用抑制收纳法；病实证,可用散法或泻法。中药呢，一般说来,酒制则治上，盐制则治下，蜜制则治中。

中医之三焦，又可以以膈、肚脐分之。《灵枢·上膈》对此专门有言：

"黄帝曰：气为上膈者，食饮入而还出，余已知之矣。虫为下膈，下膈者，食晬时乃出，余未得其意，愿卒闻之。"

黄帝问："气瘀形成上膈，吃进东西随即又吐，我已经明白了。因为有虫而形成下膈的，吃完的饭要一昼夜后才能吐出来，我没明白是什么原因，想马上知道。"

"岐伯曰：喜怒不适，食饮不节，寒温不时，则寒汁流于肠中，流于肠中则虫寒，虫寒则积聚，守于下管，则肠胃充郭，卫气不营，邪气居之。人食则虫上食，虫上食则下管虚，下管虚则邪气胜之，积聚以留，留则痈成，痈成则下管约。其痈在管内者，既而痛深；其痈在外者，则痈外而痛浮，痈上皮热。"

岐伯回答："人，喜怒不能调适，饮食又不规律，寒不知加衣，热不知减衣，如此则胃寒，胃寒汁液流入肠中，肠寒，则肠中微生物（虫）也寒，寒则抱团凝聚，并聚积在下脘（下管即下脘），于是就出现腹部胀满，这时阳气若再不起作用，邪气就留在这里了。人一吃东西，那些聚积在一起的微生物就向上去夺食，就造成了下脘的空虚，下脘一空虚，邪气就占领此地，积聚慢慢形成，就成了痈瘤，痈瘤一成，下脘就失去作用。痈瘤在下脘内部的，一经碰触，非常疼痛；痈瘤在下脘外部的，就会外显在皮肤上，不是很痛，但表皮很热。"

这段讲得极为生动，其中提到，人之病因有三：一、情志；二、饮食；三、寒温。情志、饮食、寒温，都会造成胃寒，胃寒则肠寒，肠寒则人体免疫力下降，轻者腹胀，再兼阳虚，就形成重者，重者即痈瘤。把这段读懂了，下焦各种痈瘤的原因就明了了，根儿在胃寒兼阳虚。

"黄帝曰：刺之奈何？"

黄帝接着问："怎么治疗呢？"

"岐伯曰：微按其痈，视气所行，先浅刺其傍，稍内益深，还而刺之，毋过三行。察其沉浮，以为深浅。已刺必熨，令热入中，日使热内，邪气益衰，大痈乃溃。伍以参禁，以除其内，恬憺无为，乃能行气，后以咸苦，化谷乃下矣。"

岐伯回答："轻轻地按着这个痈瘤，看气的走向，（这句极见医者功底。视，一定是内观，一定是高手的直觉，看是看不出来的。）先浅刺痈瘤的旁边，环绕痈瘤慢慢深入，不要超过三遍。再观察痈瘤的沉浮，以决定进针的深浅。针刺过后，一定热敷，让热气深入，天天让温热深入，邪气就渐渐衰弱，痈瘤就会崩溃化脓。此时再配伍参照医理，以及治疗的禁忌及注意事项，一定要用泻法排出其脓血。同时要求病人保持心境的恬淡无为，才能使自己内部气脉畅行。养护阶段，要多用咸味、苦味的药物、食物来促进排脓，因为，只有谷物气化后，才有劲儿推动脓血下行。"

这其中，我尤其赞叹那句：恬憺无为，乃能行气。古人那么早就发现了病人有恬淡的心境是治愈疾病的一个要素，这真的令人赞叹。为什么有的人一旦听说自己疑似肿瘤或癌症，生命就开始崩溃坍塌，其实，疾病信息直接摧毁的一定不是身体，而是五脏神明，先是惊，肝神乱；然后是恐，肾神乱，免疫力会快速降低；再由悲悯自己而心神大乱……这时，人基本就做不了自己的主了，身体也随之涣散。由此，大家一定要清楚，五脏神明才是生命能量源泉和镇物，能够保持五脏神明的安稳，病再乱，也不至于变成坏病，也终是有救的。这也是我说得了大病要换环境的原因之一，就是要在一个相对安静的环境里保持自己最后的清醒。

这一章其实把病者患病、中医治病的原理写尽了。凡针刺之理，皆通药理，也通食物之理。如此生动之文，宜反复咀嚼，方知其妙。

好，我们看《阴阳应象大论》的最后一句。

> 审其阴阳，以别柔刚。阳病治阴，阴病治阳。定其血气，各守其乡，血实宜决之，气虚宜掣引之。

"审其阴阳，以别柔刚"。翻译过来就是：观察病的阴阳，来决定药剂的柔刚。阴阳辨错了，治疗的方向就会错。什么叫阴虚，什么叫阳虚？阳虚，就是阴气（邪）盛，以及血盛气衰。书里面会写很多，比如面色唇口青白，无神，目瞑，倦卧，声低，息短，少气，懒言，饮食无味，舌面清滑等，还有满口津液，不思水饮，喜热汤，二便自利，脉浮空，自汗肢冷，手脚冰凉，腹痛囊缩……这些都是阳虚的表现，用药即当扶阳抑阴。扶阳二字，包括扶上中下之阳，如桂枝、人参、黄芪，扶上之阳；干姜、豆蔻、砂仁，扶中之阳；天雄、附子、硫黄，扶下之阳。

而所谓阴虚，指阳气（邪）盛。火盛则伤血，一般会出现面目唇口红色，精神不倦，张口不眠，声高响亮，口臭气粗，二便不利，性欲亢奋，长期低热，口渴冷饮，舌苔干黄黑黄，全无津液，芒刺满口，烦躁、谵语，或潮热、盗汗，干咳无痰，饮水不休，六脉长大有力等。这些都是阴虚的表现，用药即当益阴以破阳。

比如我们先前讲过的上火，其实，凡情志，先夺心气，心阳一弱，诸症蜂起，牙痛、腮肿、耳肿、喉痛，皆虚火之症。因此把上火一律分辨成阴虚火旺，就容易出错，一味地开灭火药、消炎药，就治错了方向，这个人身体就越来越差。

上火有两种，一是下焦精不足，收不住，火就冒上来了。另一种是下焦有寒邪，把火逼出去了。这两个原因才是真相，如果只盯着上面的火，就解决不了问题。如果一味地开灭火药，就会加重身体里的寒邪，身体只会越来越糟糕，而且反复发作。

什么是柔剂、刚剂呢？刚刚讲的瓜蒂散就是刚剂，虚弱的人万万用不得。总的来说，实证的人可以用刚剂，比如大小承气汤等，就会用到枳实、炙厚朴、炙大黄、芒硝这些药。虚证的人，一定要用柔剂，比如先前讲的黄连阿胶鸡子黄汤等。辨阴阳、辨虚实，把脉论气血后，才能决定药剂的刚柔。

阳病治阴，阴病治阳。定其血气，各守其乡,血实宜决之,气虚宜掣引之。病在阳的，就是宣散太过，可治其阴，就是用收敛法；病在阴的，就是收敛太过，可治其阳，就是用宣散法。辨明气分和血分，各按其方向定夺，血实的就用泻血法，气虚的就用升补法。

至此,《阴阳应象大论》全篇算是讲完了。

再总结一下,《灵枢·阴阳系日月》说："夫阴阳者，有名而无形。"即阴阳是事物的属性，而非事物本身。从体用上讲，阳以"无"为体，以气为用，阴以"有"为体，以质为用。从形神上讲，阳属神，阴属形；从呼吸上讲,呼,指阳动而阴随之出,吸,指阴动而阳随之入；从动静上讲，阳属动，阴属静；从神识上讲，阳属元神，阴属识神；从人上讲，男属阳，女属阴；从人体内部层次讲，"外为阳，内为阴；藏为阴，腑为阳……"因此，同一事物不同层次的阴和阳可以有成千上万，所以，岐伯说："阴阳者……不可胜数，然其要一也。"所谓"其要一也"的"一"，就是凡收敛收藏为阴，凡生发生长为阳。而且阴阳互根，可以相互转变。所谓阴阳消息，是指阴阳双方始终处于相互消长的运动过程，当事物处于阴进阳退时为"息"，处于阴衰阳盛时为"消"。大义哉！知其要者，一言而终；不知其要，流散无穷。

终于，我们分两部分把这篇长长的《阴阳应象大论》讲完了。这是一篇纲领性的文章，不明阴阳、不明应象，我们就始终在中医文化的大门外逡巡、摸索，甚至都不知道哪里是门。这篇文字里概念颇多，必须慢慢体会，如果我们没读过这一篇，便错过了诸佛当中最苦口婆心的那一个。

谢谢大家的一路追随！感恩先圣之慈悲无穷！

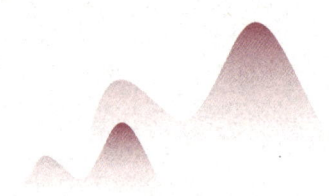